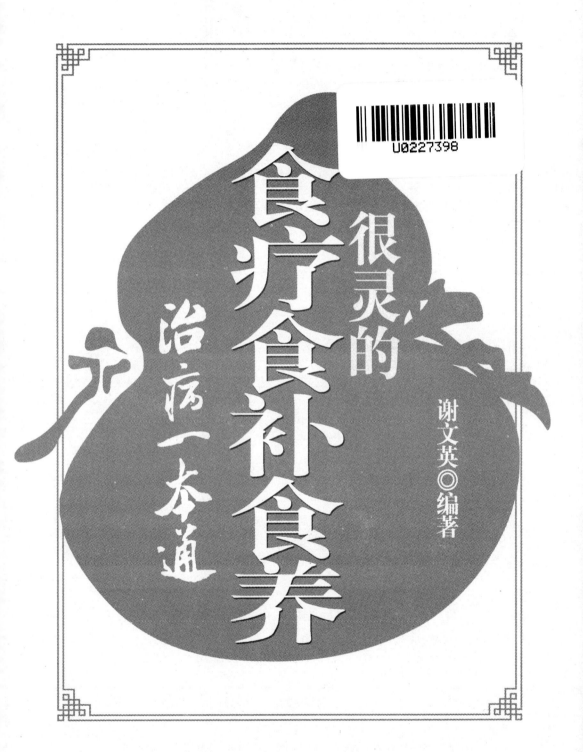

很灵的

食疗食补食养

治病一本通

谢文英◎编著

科学技术文献出版社

SCIENTIFIC AND TECHNICAL DOCUMENTATION PRESS

·北京·

图书在版编目 （CIP） 数据

很灵的食疗食补食养治病一本通／谢文英编著 . —北京：科学技术文献出版社，2014. 10

ISBN 978 - 7 - 5023 - 9015 - 0

Ⅰ.①很…　Ⅱ.①谢…　Ⅲ.①食物疗法—基本知识　Ⅳ.①R247. 1

中国版本图书馆 CIP 数据核字（2014）第 114737 号

很灵的食疗食补食养治病一本通

策划编辑：林倪端　王　蕊　责任编辑：张　微　责任校对：张吲哚　责任出版：张志平

出 版 者　科学技术文献出版社

地 　 址　北京市复兴路 15 号　邮编　100038

编 务 部　（010）58882938，58882087（传真）

发 行 部　（010）58882868，58882874（传真）

邮 购 部　（010）58882873

官方网址　www. stdp. com. cn

发 行 者　科学技术文献出版社发行　全国各地新华书店经销

印 刷 者　北京建泰印刷有限公司

版 　 次　2014 年 10 月第 1 版　2014 年 10 月第 1 次印刷

开 　 本　710 × 1000　1/16

字 　 数　210 千

印 　 张　14

书 　 号　ISBN 978 - 7 - 5023 - 9015 - 0

定 　 价　19. 80 元

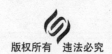

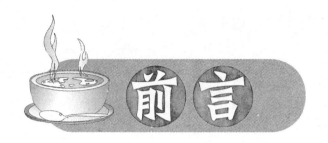

饮食疗法几乎适用于所有的疾病和人群。在临床中，由于针刺注射的痛苦，苦味药物的难以吞咽，让药物治疗大打折扣，同时也给医护人员带来诸多不便和烦恼。除此之外，还因为众多人工合成药物的毒副作用，往往会带来一些比原来所患疾病更为可怕的后果。因此，努力寻找一种安全可靠，患者又乐于接受的治疗方法，已经成了人们越来越迫切的愿望。饮食疗法不仅可以达到防治疾病的效果，而且以防止或减少许多化学药物带来的毒副作用，是一种非常好的治疗方法。

药补不如食补。日常食物是家庭最好的营养师、保健师，如何吃好、吃出健康，是当下百姓家庭最关心的事情。本书深入浅出、实用便捷，是老百姓居家必备的饮食养生保健手册。《很灵的食疗食补食养治病一本通》分为四章，第一章讲述了食物的文化常识及其营养元素；第二章讲述了日常饮食食补速查，按食材的分类，让读者方便查找和了解食材的基本保健养生知识；第三章讲述了食养的宜忌，让读者了解到食物的宜忌知识；第四章讲述了常见病的对症饮食调养，为读者提供常见疾病的护理调养膳食方案。

中医认为，脾胃为后天之本，是人体气血生化的关键。俗话说，胃口好身体棒。其实正确的说法应该是——会吃饭，脾胃才能好，身体才会棒。因为人体大多数疾病都与免疫系统失调有关。所以制订行之有效的饮食方案，通过食补调节体内微生态平衡，吃出免疫力，才能保护人体免受疾病与病毒的侵害。

《很灵的食疗食补食养治病一本通》帮你建立科学饮食习惯，四季养生、调补祛病不用愁。千年中医，延续饮食养生秘诀。一本书教你认知历代中医推崇的养生食材与药材、饮食原则、多种疾病的中医调补常识以及对症食疗方。饮食疗法对抗疾病：饮食得当，补益身体家人安康，合理用餐，远离家庭常见病、妇科病、男性病以及小儿疾病。药食通补养全身：选对食材、药材，巧烹饪、护健康。日常保健食疗方：补益气血、健脑益智、滋阴壮阳、养护五脏、防癌抗癌。美颜抗衰食疗方：重焕肌肤光彩、乌发、明目、瘦身。

"民以食为天"，吃饱是人类生存的基础。中国人的饮食及烹饪方法享誉世界，代表了中国饮食文化的高度文明；而如何吃好，吃出健康，则是中国传统养生智慧数千年的积淀。

中医讲究辨证施治，《很灵的食疗食补食养治病一本通》中所收录的食疗处方仅供参考，未必适合所有人，在采用时应尊重个体生理和病理的差异性，最好配合医院的诊断，并征求医生意见后再行使用。尤其对患有危重疾病的朋友，一定要及时就医，在医生的指导下使用此类偏方，以期取得更好的治疗效果。希望本书能深入到每个家庭，更多地造福民众，成为防病、治病、康复、养生的必备读物。

编　者

目 >>> 录

第一章

食物奥秘，最有用的食物常识

第二章

食补养生，最实用的食补知识

第三章

食养宜忌，最好用的食养智慧

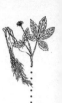

第四章
食疗大全，最常用的食疗秘方

很灵的食疗食补食养治病一本通

第一章

食物奥秘，最有用的食物常识

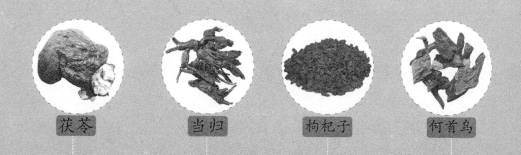

茯苓　　当归　　枸杞子　　何首乌

第一节

食疗文化常识

中国食疗文化养生之道

　　中国的文化博大精深，其起源、发展经历了数千年，直到今天，文化发展为同人类共生、共存、共荣的自然力量。文化是环绕着人类普遍存在的，可以说，文化无所不为。饮食是每个人每天都不能缺少的，所以，它有很强的文化价值；有人说，动物也是要饮食的，所以一般意义上的"吃"、"填饱肚子"并不是文化。人类的"吃"与动物的"吃"有着本质的差异。核心的差别是"如何吃"，也就是吃的方式。"饮食文化"实际上就是指这种吃的方式，同时还包括饮食原料的获得和制作、所用的炊器和食具，如何才能吃得好、吃得美、吃得雅。看似很简单的"吃"，在实际的生活中有很大的讲究。一般大家公认的那些文化，比如宗教、哲学、科学、语言、文学、艺术、经济、政治、法律、信仰、风俗、习惯、伦理、道德、价值观、行为规范、心理活动、思维方式等，可能都会渗透进来，因此人类的饮食文化不仅仅是一个"吃"字就能概括得了的。它已经分门别类、约定俗成、自动运作，成为一个独立而独特的体系。

　　饮食文化被赋予了很高的学术价值，它是一个很值得研究的问题。尤其是中国的饮食文化，源远流长、丰富多彩、刻意求精，是其他一些文化圈饮食文化的发展状况无法企及的。中国饮食文化的最大特点是精湛和美味，精湛包括食料的选择、烹调技术的复杂、炊具的多样化、食器的精美等；美味也不仅指口味嗜欲，还包括饮食环境、饮食方式、饮食时食者的心理和相互酬答交流等。色、香、味与食者的精神内涵有和谐的统一。它是依托于中国几千年文化史所沉淀形成的构架，在饮食方面的形式非常特别。

在这样的文化背景下，具有中国特色的食疗文化就自然而然地形成了。食疗的目的是以饮食治疗疾病。但由于食疗是紧密地与精湛和美味结合在一起的，自始至终浸溶在中国特色的饮食文化之中，与传统的中医文化融为一体，于是食疗的文化意义和价值就已大大超出单纯的治疗作用。近些年来西方有"返回自然"的口号，治病也多主张以天然食品为主，这或许是在追随中国人的榜样吧。西方人过去也有营养学的讲究，至少可以治疗营养缺乏一类疾病。但他们毕竟又是太刻意追求了，这就把饮食的形式和文化变得简单了。

总的来说，食疗文化是中国饮食文化的特殊组成部分，如果想要了解食疗文化，那么，必须要对中国的一般饮食文化有所了解。

四 季养生小常识

【春季】

春天容易出现头痛、昏眩等症状，这就是我国医学所说的"春气者诸病在头"。现代医学研究发现，春天的气候变化可以促使人的血压增高，出现头痛、头晕、失眠的症状。

春季降压偏方：每天吃香蕉或橘子250～500克；或用香蕉皮100克，水煎代茶，频频饮之。因为香蕉含有能降低血压的钾离子。另外，经常食用含钾的柠檬、梨、绿豆等，对防治高血压也有益处。还可用芹菜500克水煎，加白糖适量，代茶饮；或用芹菜 250 克，红枣 10 枚，水煎代茶饮；或将生花生米浸泡醋中 7 日，每日早晨空腹服用 7～10 粒。这些方法均有较好地减压效果。

在春天，胃及十二指肠溃疡病也是非常容易发作的，在饮食上必须要避免摄取含肌酸、嘌呤碱等有着丰富物质的猪肉汤、鸡汤、鱼汤、牛肉汤及菠菜、豆类、动物内脏和刺激性调味品，因为上述食物有很强的刺激胃液分泌的作用与形成气体产生腹胀，使胃肠的负担增加。

春季饮食偏方：通常可以采用蜂蜜疗法，将蜂蜜隔水蒸熟后，在饭前空腹服用，每日 100 毫升，分 3 次服用；也可用新鲜青色卷心菜，洗净，捣烂，用消毒纱布绞汁，服时稍加温，每日 2 次，15 天为 1 个疗程；或用牛奶 250 毫升，煮开后调入蜂蜜 50 克，白及 6 克，调匀后饮用。以上方法都有养阴益胃的作用。

春季老年慢性气管炎也非常容易发作，饮食防治方法是多吃具有祛痰、健脾、补肾、养肺的食物，如枇杷、橘子、梨、莲子、百合、大枣、核桃、蜂蜜等，有助于减轻症状。饮食应以清淡为主，禁食海腥、油腻食物，俗话说"鱼生痰，肉生火，白菜豆腐保平安"是很有科学根据的。

【夏季】

夏季，由于天气炎热，人们的消化功能降低，胃口不好，并且特别容易出现疲乏无力。严重的话，还可能发生胃肠道疾患。所以，在炎热的夏季一定要注意合理的饮食。

饮食卫生是夏天首先要注意的。养成良好的饮食卫生和个人卫生习惯能够杜绝疾病的发生。另外，不去购头腐败变质的原料，膳食最好是现做现吃。而在做凉菜时，应加蒜泥和醋，既可调味，又能杀菌，还可增进食欲。一定要在洗干净的情况下再生吃瓜果。

炎热的夏天可以进行清补。在饮食滋补方面，热天主要是以清补、健脾、去暑化湿为原则。如鸭肉、虾、瘦肉、薏米、食用菌类（香菇、蘑菇、平菇、银耳等），经合理烹调，可制成多种美味佳肴，能增强食欲，补充营养，还可消暑健身。除此之外，还可进食绿豆粥、扁豆粥、荷叶粥、薄荷粥等。值得一提的是，在高温的环境下，人体内蛋白质代谢加快，能量消耗增多，因此要注意蛋白质的补充，每日蛋白质摄入量应在100～120克为宜，要摄入一半以上优质的蛋白质，比如鱼肉蛋奶和豆制品。烹调时注意色、味、香形，也可以适当地加入一些辛香类的调味品。

要加强补充维生素和盐分。夏天的时候，人体出汗多，钠盐、钾盐流失多，每天可饮淡盐开水，多吃含钾食物，如新鲜蔬菜和水果（草莓、杏、荔枝、桃子、李子等）。夏季应注意 B 族维生素的补充。夏季可以吃西瓜、黄瓜、番茄、豆制品、动物肝脏、虾皮等。

不要过多食用冷饮和饮料。雪糕、冰棍等冷食是用牛奶、淀粉、糖等材料制作而成的，过度食用会促使胃肠温度下降，从而引起不规则收缩，诱发腹痛、腹泻等症状的发生。

【秋季】

秋天的时候，天气越来越冷，并且雨水也慢慢减少，阴气逐渐上升。从中医来看人容易被"凉燥"侵袭，使得健康出现问题。因此，秋分后的养生保健首先要防"凉燥"，并逐渐停止秋冻，防止寒凉之气伤身，出现鼻干、咽干、咽痒、皮肤干燥、呼吸道疾病、秋季腹泻等症状。

【冬季】

冬季，我国民间有很多种保健粥作为食补，现介绍两种：①红枣粥：将红枣10～15个，粳米100克放在一起，加水煮粥。可以治疗体质虚弱或病后体虚、气血两亏、脾胃虚弱等，还有保护肝脏的作用。同时，红枣粥香甜可口，可促进食欲。但痰湿较重的肥胖老人应禁食。②银耳粥：先把白木耳用水浸泡半日，然后将粳米100克，红枣3～5个一起煮粥，待煮沸后加入已泡好的白木耳5～10克和适量冰糖，同煮为粥。银耳粥有滋阴养胃、润肺生津、益气止血、健脑强心等作用，对阴虚体弱、肺结核咯血者尤为适用。不过，风寒感冒者要忌用。

食 疗因人而异

汉末医学家张景岳曾说："脏气各有强弱，禀赋各有阴阳。"其意思是，体质是先天形成的，既能够反映一个人精血津液是否充沛，又能表现为抗病能力的强弱。在中医食疗基本原则指导下，结合体质辨证，有针对性地进行食疗，可以最大限度地将体质调整到最佳状态，既有利于保健，也有利于预防心脑血管疾病、内分泌代谢疾病。

1. **正常型体质** 什么是体质？体质就是形体健壮、皮肤光泽、颜面红润、肌肉丰满、充满活力、舌质淡红、苔薄白。语音正常，对答如流，心身无不适，五脏六腑功能健全。正常型体质强壮，消化力强，肠胃功能良好，只要膳食不寒热过度都可接受，而且无副作用。因此，膳食没有特殊的禁忌。常用食品：主食有大米饭、面条、粥、馒头、蛋糕、饼干、羊肉羹、猪蹄羹、猪肝羹、山药奶肉羹、牛奶、豆浆、山药羊肉汤、蘑菇猪肉汤、羊肝汤、泥鳅汤、丝瓜瘦肉汤、葱白猪肝鸡蛋汤等；副食方面有黄豆、豆腐、豆干、豆皮、猪肝、鸡蛋、猪肾、虾片、鲤鱼、墨鱼、泥鳅等。

2. **阴虚型体质** 形弱消瘦，颧红，颜色晦黯，须发早白，皮肤粗糙，舌质红，苔少或无苔，舌体有裂痕。语音嘶哑，口干舌燥，盗汗，易怒，五心烦热，耳鸣，失寐，小便黄，便秘。阴虚型体质宜养阴、补阴、滋阴，宜食益阴、滋水的中药、食品；忌食刺激性的辛辣动火之物，戒烟酒。常用食品：主食有大米饭、粥、面包、面条、米糕、馒头、冰糖鸭蛋羹、葛粉羹、青鸭羹、白糖蛋清羹、茅根猪肉羹、鳖肉汤、蛋花汤、白菜豆腐汤、人参莲肉汤、冬瓜薏米汤、白木耳汤、牛奶、豆浆等；副食有田鸡、鸭肉、鳖、青鱼、蚌肉、田螺、海参、海蜇皮、海带、白萝卜、芹菜、冬瓜、苦瓜、藕、蜂蜜等。

3. **阳虚型体质** 面色发白，形体虚胖，须发早白，神靡不语，皮肤无华，舌质淡胖，苔薄。寡言少语，音怯息微。畏寒肢冷，自汗气短，神疲乏力，夜尿清长，大便稀溏。阳虚型体质宜温阳、补阳、壮阳，宜食益阳、通阳的中药、食品；忌食生冷水果、油腻食品，食盐不可过量。常用食品：主食有大米饭、稀粥、面包、馒头、花卷、发糕、汤泡饭、菜饼、羊肉羹、羊肾羹、羊肚羹、鸡肝羹、当归羊肉羹、火腿羹、人参鹿肉汤、附片羊肉汤、杞鞭汤、黄芪猪肝汤、十全大补汤、姜枣汤、黄芪黑豆汤等；副食有狗肉、羊肉、牛肉、鸽肉、鸡肉、黄花菜、香菇、韭菜、洋葱、芫荽、红萝卜、红糖、鱼、虾、胡桃肉等。

4. 气血两虚型体质 面色苍白，皮肤弹性差，贫血，舌质淡，苔薄白，少语音低，全身乏力，自汗盗汗，心悸，失眠多梦。气血两虚型体质宜食气血双补的中药、食品；忌辛辣动火之物，忌生冷水果，戒烟。常用食品：主食有大米饭、粥、面条、馒头、花卷、米糕、清脑羹、胡桃栗子羹、猪皮红枣羹、鲇鱼鸡蛋羹、乌鸡汤、驴肉汤、紫菜猪瘦肉汤、燕窝汤、黄芪黑豆汤、红枣黑木耳汤等；副食有羊肉、牛肉、猪肉、鸽肉、黄鱼、荠菜、空心菜、芹菜、卷心菜、黄瓜、竹笋等。

5. 火热型体质 体质壮实，面目及口唇偏红，皮肤干燥，舌质红，苔黄。声音洪亮，喘息声粗。喜凉怕热，口干多饮，出热汗，时而口苦，尿黄，便秘。火热型体质宜食清凉的食物，如蔬菜、水果、藕粉、绿豆等；忌食香燥辛热食品，戒酒烟。常用食品：主食有大米饭、粥、清汤面、馒头、鱼蓉白奶羹、百合枇杷羹、白糖蛋清羹、茅根猪肉羹、藕节羹、银耳鸽蛋汤、鲫鱼汤、冬瓜鲩鱼汤、土茯苓猪骨汤、双耳汤、海蜇马蹄汤、莲子六一汤、双荷汤、草决明海带汤；副食有黄豆、花生、猪肝、鸭肉、鹅肉、鱼肉、海参、海带、蛋类、蚌、白菜、白萝卜、苦瓜等。

6. 瘀血型体质 皮肤色晦滞，有色素斑，肌肤甲错，唇色紫暗，指甲青紫，舌质青紫夹瘀点，声息一般。刺痛固定不移，拒按，或有肿块，出血紫暗结块。瘀血型体质宜食活血化瘀之品，如丹参、桃仁、益母草等；忌食虾、海鱼、蟹、公鸡、鹅肉等发物，少食南瓜、芋头、芒果、虾油、螃蟹酱等食物。常用食品：主食有大米饭、稀粥、面条、面包、馒头、米糕、姜橘椒鱼羹、姜韭牛奶羹、椒面羹、三七藕蛋羹、黄酒核桃泥汤、桃仁牛血汤、鸡冠花蛋汤、生鱼葛菜汤、菠菜猪血汤、卷柏芹菜鸡蛋汤、蔷薇根七叶莲鸡蛋汤、辣椒根鸡脚汤、辣椒叶鸡蛋汤等；副食有猪肉、兔肉、蛋、鱼、竹笋、蚕豆、花生、赤豆、番茄等。

7. **痰湿型体质**　体形肥胖，神疲困倦，舌苔腻。语音偏浊，喘息伴痰鸣音。胸痞满闷，咳喘多痰，头目困重，纳少呕恶，口黏腻或甜。痰湿型体质宜食化痰祛湿之品，如薏米、莲子、山药等；忌食甜腻、腥、生冷食物，戒烟酒。常用食品：主食有大米饭、面食、馒头、粥、鲫鱼羹、桑参鱼翅羹、杏仁川贝羹、薏米仁慈姑羹、双参枣泥羹、香菇豆腐羹、银柿羹、樱桃百果羹、玉屏汤、八宝化湿汤、田基黄猪肝汤、茵陈茅根肉汤、玉须汤、黑鱼冬瓜汤、茯苓薏米汤、金钱草车前草汤、赤小豆薏米汤、冬瓜薏米汤、茵陈蚬肉汤等；副食有刀豆、赤小豆、芹菜、西红柿、黑鱼、鲫鱼、黄豆、蛋、红枣等。

第二节

食物的五色、五味、五性

食 物的五色与人体健康

我们知道食物的颜色有很多种类，大致可以分为五色，黑色、白色、黄色、红色和绿色。中医专家认为，食物颜的色不同，那么，保健养生的效果也不一样。下面为读者分别介绍不同颜色食物的养生功效有哪些？这样可以方便读者根据自身体质选择最佳的养生食物。

【黑色食物】

黑色补肾。黑豆、黑米、黑芝麻、黑木耳等"黑五类"食物，含有丰富的不饱和脂肪酸、蛋白质以及矿物质等，具有滋养强壮、补血、润燥等养生功效。

【白色食物】

白色润肺。用白色食物如山药含有淀粉酶、黏液蛋白等营养物质，益气健脾，并且能降血糖、治疗腹泻，还能防感冒。山药具有补益脾胃作用，特别适合脾胃虚弱者食用。此外，山药因含有热量少、营养多、粗纤维丰富、脂肪少，容易增加人的饱腹感，对瘦身也有一定的功效。

【黄色食物】

黄色益脾胃。黄色食物中如黄玉米，其含有蛋白质、碳水化合物、脂肪、胡萝卜素外，还含有核黄素、维生素等营养物质，对预防心脏病、癌症等疾病有很大好处，而且黄玉米对视力非常好。视力不好的人可适量多食黄玉米。同时，黄色食物对脾胃不好的人有良好的功效。

【红色食物】

中医研究发现，红色食物有补心的作用。红色食物中红小豆、红芸豆、红枣等食品营养丰富，经常食用，有治缺铁性贫血和缓解疲劳等养生作用，另外对乳腺癌等肿瘤疾病有防治作用。除此之外，常食红色食物还能光洁皮肤，增强表皮细胞再生和防止皮肤衰老。尤其适合冬天吃，保暖补血。

【绿色食物】

绿色养肝。多食绿色食物具有舒肝强肝的功能，是人体的"排毒剂"，能起到调节脾胃消化吸收作用。绿色蔬菜里丰富的叶酸成分，是人体新陈代谢过程中重要维生素之一，可有效消除血液中过多的同型半胱氨酸，保护心脏健康。绿色食物还是钙元素的最佳来源，很适合处在生长发育期以及患有骨质疏松症的人食用。

五色的功效：

（1）黄色的食物作用于脾，富含胡萝卜素和维生素 C，可抗氧化，提高人体免疫力，也可以强化消化系统与肝脏，将血液中的毒素清除，从而让皮肤变得细滑幼嫩。

（2）红色的食物在视觉上能给人刺激，让人胃口大开、精神振奋。因此，红色食物是抑郁症患者的首选食物。同时红色作用于心，能减轻疲劳，激发食欲，令人精神状态变好，从而让人的自信及毅力有所增强。

（3）绿色的食物可舒缓肝、胆压力，调节肝、胆平衡，它含有丰富的维生素、矿物质以及膳食纤维，更大程度上可以抑制和避免癌症的发生。多食绿色食物不仅能让我们的身体保持酸碱平衡，同时还能够有效舒缓压力和预防偏头痛等疾病的发生。

（4）黑色食物不仅可给人增进质朴、味浓的食欲感，而且其补肾作用尤为突出。经常食用黑色食物，可调节人体生理功能，刺激消化系统，促进唾液分泌，有促进胃、肠消化与增强造血功能的作用。同时黑色食物富含大量的微量元素及亚油酸等物质，能够抵抗衰老、焕发青春。

（5）白色食物有润肺之功效，同时白色给人以干净清爽的感觉，可起到调节视觉平衡，促使情绪稳定。

食 物的五味与人体健康

食物的酸、甘、苦、辣、咸五种味道，称为"五味"。

在《黄帝内经·素问》中有这样一句话："五味入胃，各归所喜，酸先入肝，辛先入肺，苦先入心，咸先入肾，甘先入脾，久而增气，物化之常也。"这就是说，食物消化后，酸味为肝、胆所吸收；苦味为心脏、小肠所吸收；甘味为脾、胃所吸收；辣味为肺、大肠所吸收，咸味为肾脏、膀胱所吸收，不同性质的食物进入人体后就会变为各个器官的营养。

事实上，五味对五脏各有亲和作用和排斥作用。因此，只有五味调合才可以让脏腑得益。如果嗜好某味就会引起某一脏器的偏性，导致五脏六腑之间失去平衡，正如《素问·五脏生成篇》所说："多食咸则脉凝泣而变色；多食苦则皮槁而毛拔；多食辛则筋急而爪枯；多食酸则肉胝皱而唇揭；多食甘则骨痛而发落，此五味之所伤也。"就是说，食用过多的咸味食物会使血液流动不畅，面部肤色也会发生变化；食用过多的苦味食物会使皮肤干燥、毛发脱落；食用过多的辛味食物会使筋脉拘挛、爪甲干枯；食用过多的酸味食物会使肌肉萎缩、嘴唇肿裂；食用过多的甜味食物会使骨节疼痛、头发脱落。这些变化都是由于饮食五味过量引起的伤害。所以说，五味的摄取一定要均衡，不能够偏向一种。

《灵枢·五味论》中讲到："五味入于口也，各有所走，各有所病。肝病禁辛，心病禁咸，脾病禁酸，肾病禁甘，肺病禁苦。"同时《黄帝内经》还明确指出："谨和五味，骨正筋柔，气血以流，腠理以密，如是则骨气以精，谨道如法，长有天命。"只要对"五味"有个全面的认识，选择食物时才会合理科学，五味调和得当，实际上，这也是滋养五脏、身体健康、延年益寿的一个基本要素。

五味作用的特点在于"辛散、酸收、甘缓、苦坚、咸软"。

【酸】

酸入肝脏，走筋。酸由有机酸产生，如醋酸、乳酸、柠檬酸等。味道最美的酸是柠檬酸、苹果酸。在葡萄、山楂及生苹果中含苹果酸；柠檬、橘子中含柠檬酸；酸奶中含乳酸；苹果酸、柠檬酸等复合有机酸通常也叫果酸，具有养颜美容、提高机体免疫能力等多方面的作用。有机酸作为调味物质在食物中的作用主要为改善口感和风味，而且还有促进消化液分泌、改善胃肠功能、中和碱类物质、辅助维护胃液酸度等作用。

酸味食物有收敛固涩、健脾开胃、止泻止汗止渴、杀灭胃肠道内的病菌、滋阴养肝、软化血管之功效。咳嗽是肺气上逆，气往外过度发散的一种表现，所以止咳药里都含有乌梅、五味子等。酸味食物包括：石榴、山楂、橙子、乌梅、五倍子、五味子、山茱萸、醋、番茄、马齿苋、橘子、橄榄、杏、枇杷、桃子、荔枝、葡萄、柠檬、草莓、菠萝、芒果、猕猴桃……

注意：

（1）如果咳嗽有痰或感冒出汗、有腹泻及排尿不畅等，就不宜食用酸味食品，因为酸味有"收敛"、"凝滞"作用，不利于病邪的排出。

（2）酸不可多食，过食叫引起消化功能紊乱，尤其胃酸过多、胃功能差的人不可多食酸。

（3）多食酸会使肌肉变硬皱缩而口唇掀起。因酸走筋，故有筋病者勿多食。

（4）孕妇吃酸要有选择（山楂、腌制的酸菜类等不能吃）。

【甘】

甘入脾脏，走肉。甘味食物均有滋补养身、缓和痉挛、调和性味、解除肌肉疲劳、缓解疼痛、解毒和滋肉的作用，凡气虚、血虚、阴虚、阳虚以及五脏虚弱者，可适宜多吃味甘之品。因为甘性缓，而疼痛是经络、筋肉、筋脉的拘急，甘和酸结合会有很好的止痛效果；如红糖可活血化瘀；冰糖可化痰止咳；蜂蜜可和脾养胃润燥，清热解毒；大枣可补脾益阴；葡萄可补血强志。

甘味食品包括：糖、玉米、甘红薯、土豆、南瓜、芋头、胡萝卜、粳米、糯米、白薯、蜂蜜、蜂乳、银耳、牛奶、羊乳、甘蔗、西瓜、栗子、大枣、燕窝、莲藕、黄瓜、荔枝、香蕉、白菜、人参、甘草、黄芪、淮山、薏仁、熟地黄……

注意：

（1）过食甘味食物会导致血糖升高，血胆固醇增高，也会使骨痛伤肾、肤色晦暗、头发脱落。

（2）"味过于甘，脾气不濡，胃气乃厚"。甘味食物吃多了会导致恶心呕吐、腹泻等不良反应。

【苦】

苦入心脏，走血。苦由有机碱、无机碱离子产生。含有丰富的有机化合物、维生素、生物碱、苦味素、氨基酸等，苦味食物具有很强的神经调节作用（苦味食品初入口苦，后味尤香，这种苦香，带有一种甘爽，这就是其醒脑提神的原因）；苦味食品还具有平衡阴阳的能力（由于人们的饮食结构中嗜甜厌苦，长久会造成人体的阴阳失衡）；苦味食物还具有消暑解湿、清热解毒、促进食欲，泻火坚阴、泻实利尿等功效。

对于治疗热证、湿证，苦味食物也有着很好的疗效。热证表现为胸中烦闷、口渴多饮水、烦躁、大便秘结、舌红苔黄、脉浮数的，可选用苦瓜、茶叶；热证表现为午后潮热、两颧潮红、咳嗽胸肋作痛的，可食用百合；热证表现为发热不退、下腹部满的，可配用桃仁。湿证表现为四肢浮肿、小便短

很灵的食疗食补食养治病一本通

少、气短咳逆的，可配用白果；苦味食物中苦瓜可清暑涤热、解毒明目；杏仁可止咳平喘、润肠通便；桃干可止血；茶叶可醒脑、强心、利尿等。

苦味食物包括：苦瓜、苦菊、生菜、苦菜、莴笋、芹菜叶、苦丁茶、茴香、莲子心、茶叶、蒲公英、百合、白果、桃仁、苦荞麦、黄连、荷叶、杏仁、黄芩、厚朴、白芍、芥兰、咖啡、啤酒……

注意：

（1）患有脾胃虚寒、脘腹冷痛、大便溏泄的病人不宜食用苦味食物，否则会加重病情。

（2）苦味或进食苦味食物过多会引起胃部不适，出现恶心、呕吐或泄泻。

（3）苦味主降，气机宣散不到皮肤腠理，就会出现皮肤枯槁、毛发脱落。

（4）多食苦味还会使牙齿色黑、骨质疏松等。

【辛】

辛入肺脏，走气。辛主要由辣椒素等辣味成分产生，是一种很刺激、很强烈的味道，辛味能宣散利湿，能行气，通血脉，可促进胃肠蠕动，增强消化液分泌，增强淀粉酶的活性，促进血液循环和新陈代谢，并有祛散风寒、疏畅气机、疏通经络的功能。如风寒感冒者，宜食具有辛辣味的生姜、葱白、紫苏等以宣散外寒；对寒凝气滞的胃痛、腹痛、痛经之人，宜食辣椒、茴香、荜拨、砂仁、桂皮等辛辣食品，以行气散寒止痛；风寒湿痹患者宜饮用辛辣的白酒或药酒，借以辛散风寒、温通血脉。

生姜是辛味食物中可以温中健胃、解肌散寒的食物；而胡椒可暖肠胃、除湿邪驱寒；韭菜可调理肠胃、温中补气；芫荽（香菜）可透发麻疹；大葱可发表散寒、杀菌除腥；辣椒可增食欲，防肥胖，除湿热；蒜头熨肚脐，生姜熬汤，薄荷泡茶可预防感冒。

辛味食物分为两类：一类是属于热性的；另一类是属于寒性的。比如生姜辛而热，适宜于恶风寒、骨节酸痛、鼻塞流清涕、舌苔薄白、脉浮紧的风寒感冒病症；豆豉辛而寒，适宜于身热、怕风汗出、头胀痛、咳嗽痰稠、口干咽痛、苔黄、脉浮数的风热病症。

辛味食物包括：姜、葱、大蒜、香菜、洋葱、芹菜、辣椒、胡椒、茴香、豆豉、韭菜、酒、薄荷、木香、川芎、大小茴香、紫苏、白芷、花椒、麻黄……

注意：

（1）辛味食物大多发散，有较强的刺激性，易伤津液，食用时要适当。

（2）食过量会使肺气旺盛，筋脉不舒、肛门灼热，所以一般患痔疮、胃及十二指肠溃疡、便秘、尿道炎、咽喉炎者不可多食。

（3）另多食辛辣对心脏不利，还可造成指甲干枯。

（4）辛走气，有气病者勿多食，过多食用，容易耗气，严重者可导致气虚。

【咸】

咸入肾脏，走骨。咸由氯化钠等成分产生，为五味之主，咸味食物大多有调节人体细胞和血液渗透、保持正常代谢的功效；还具有软坚散结、清热解毒、活血化瘀、消肿止痛、补益阴血等功效。

我们知道，海参可以补肾益精、养血润燥；海带可软坚化痰、利水泄热；海蜇味咸可清热润肠、解毒；酱油可降热止烦等；在呕吐、腹泻及大汗后，适量喝点淡盐水，可防止体内微量元素的缺乏。

咸味食物包括：盐、腌菜、酱、紫菜、海虾、海带、海参、海蟹、海蜇、地龙、海藻、蝎子、蜈蚣、龟肉、海马、鳖甲、肉苁蓉、山慈菇、紫河、鹿茸、白花蛇……

注意：

（1）多食咸可使"舌干喜渴"严重造成脉凝泣（血流不畅）而变色。

（2）咸走骨，有骨病者不可多食咸。

（3）高血压、心肌功能差、肾功能损害者要少食咸，否则会加重病情。

食 物的五性与人体健康

阴阳被认为是中医的理论基础，而中医又将所有的东西用阴阳区分开来，规定温热为阳，寒凉为阴。我们所吃的任何一种食物也有阴阳之分，有温、热、寒、凉、平之分。温热与寒凉属于两类不同的性质，温与热、寒与凉之间只是程度上的差异，而平则是介于温热与寒凉两种属性之间，作用比较缓和。寒凉食物有清热、去火、解毒的作用，温热食物有健脾、开胃、补肾、补益的作用。

1. **寒** 有清热、泻火、生津、解暑、解毒之功效，适合阳气旺盛、偏热体质或温热病症。常见寒性食物有柚子、柿子、香蕉、苦瓜、荸荠等。

2. **凉** 有清热、生津、解暑之功效，适合阳气旺盛、偏热体质或温热病症。常见凉性食物有兔肉、李子、丝瓜、芹菜、茄子等。

3. **温** 有温中、散寒、补阳、暖胃之功效，适合偏寒体质、阳虚畏寒或寒凉病症。常见温性食物有杏、桃、荔枝、山楂、杨梅等。

4. **热** 有温中、散寒、补阳、暖胃之功效，适合偏寒体质、阳虚畏寒或寒凉病症。常见热性食物有狗肉、胡椒、白酒、花椒、桂皮等。

5. **平** 有开胃健脾、强壮补虚的功效，一般体质及寒凉、热性病症的人都可食用。常见平性食物有苹果、大豆、葡萄、豌豆、赤豆、黑豆、土豆、猪肉等。

温、热、寒、凉、平不只是体现在食物的分类上，同时也体现在我们每个人的身体素质上，还体现在四季变化的温度以及南、北方不同区域所造成的温热寒凉的差别上。只有将食物的温热寒凉因人、因时、因地灵活运用，才能使人体在任何时候都能做到阴阳平衡，不温不凉，身体才会健康，才能够减少疾病的发生。

【因个人体质选择食物】

在身体中，寒气较重的人、血液亏虚的人，都应该选择温热性质的食物来吃，比如牛羊肉、洋葱、韭菜、生姜等。温热性质的食物吃后身体会发热，使机能兴奋、活力增加、血脉畅通，能改善衰弱的身体状况及萎缩的机能。现在的人普遍饮食贪凉，又大量使用空调等降温设备。因此，现代人可以说大多数都属寒凉体质。

身体内热大，生命力旺盛，血液充足，就不能再大量地吃温热性质做的食物了。吃多了会燥、热，会上火，机能亢奋，所以适当地选用寒冷的食物可以避免上火。

【因气候变化选择食物】

进入夏季以后，温度就变高，而到了冬季温度就低。因此，在温度高时多吃寒凉的食物以清热、解暑，温度低时多吃温热的食物以保暖、祛寒。如果天热了吃狗肉，那马上就会热出病来，鼻冒火、咽喉疼痛、大便干燥、胸闷心烦；如果天冷了吃西瓜，轻者胃痛、腹胀，病重的患者会出现腹泻、腰疼等症状。

夏天外面的温度高，而室内因为有空调的广泛运用而不再闷热。炎热的天气带给人们的燥热大大减少，也不太容易中暑，可人们却还在吃大量的降温解暑的寒冷食物，又因为冰箱的广泛使用，冰镇过的食物是寒上加寒，带给身体的不是阴阳的平衡，而是身体内的寒湿加重。

冬天气候寒凉，应该多吃温热的食物保暖，可又因为室内有暖气，空气燥热，人们开着暖气喝冷饮、吃西瓜和香蕉，等等，这些都完全违背了自然的规律，使得人们在寒冷的季节没有及时补充热量，却在不断地给身体降温。

【因地域的不同选择食物】

由于地理位置、气候不同，每个地区生长着不同的食物。其中最为明显的就是热带地区多盛产寒冷性质的水果，如香蕉、西瓜、甘蔗等。而寒冷地区多盛产洋葱、大葱、大蒜，这些温性食物以及土豆、大豆等性平的温和食物。大自然已经给生长在当地的人们准备好了适合他们身体需要的食物，这就是"一方水土养一方人"的道理。

由于经济水平的提高，现代的人们几乎一年四季都能吃到反季节、跨区域的食物。物资的极大丰富是经济发展的需要。我们的身体要想保持健康，所吃的食物始终要与自身的身体素质、所处的环境保持一种平衡、和谐，也就是我们每个人每天的饮食都应做到因人、因时、因地去选择不同属性的食物，这样才可以避免疾病的发生。

第三节

食物养生的营养素

食物中的七大营养素

什么是营养素？营养素就是指食物中可给人体提供能量、构成机体和组织修复以及具有生理调节功能的化学成分。也就是说，只要能维持人体健康以及提供生长、发育和劳动所需要的各种物质称为营养素。人体所必需的营养素有蛋白质、脂肪、碳水化合物、矿物质、维生素、水和膳食纤维 7 类，同时还包含了许多非必须的营养素。

1. 水　水是维持生命必需的物质，是生命的源泉。可以说，人对水的需要仅次于氧气，而机体的物质代谢，生理活动均离不开水的参与。人体细胞的重要成分是水，正常成人身体的水分含量大约为 70%，婴儿体重的 80% 左右是水，老年人身体的 55% 是水分。每天每公斤体重需水约 150 毫升，母乳中绝大部分是水，母乳喂养时喂水要适当调整。可以用 150 毫升乘上体重的公斤数得出需水量，再减去食入的奶量，就可得出应喂水的量。

水的来源非常广泛，从各种食物和饮水中取得。人如果不摄入某一种维生素或矿物质，也许还能继续活几周或带病活上若干年，但人如果没有水，却只能活几天。水有利于体内化学反应的进行，在生物体内还起到运输物质的作用。并且水对维持生物体温度的稳定有着非常大的作用。

2. **蛋白质** 我们知道，蛋白质是维持生命不可缺少的物质。人体组织和器官是由细胞构成的，细胞结构的主要成分为蛋白质。机体的生长、组织的修复、各种酶和激素对体内生化反应的调节、抵御疾病的抗体的组成、维持渗透压、传递遗传信息，无一不是蛋白质在起作用。婴幼儿生长迅速，蛋白质需要量高于成人，平均每天每公斤体重需要 2 克以上。肉、蛋、奶、豆类含丰富优质的蛋白质，应该每天都提供为佳。

注意：

（1）搭配的原则。如动植物食品的搭配，多品种食物的搭配。

（2）不过量提供的原则。婴幼儿期蛋白质热量占总热量 12%～14% 为宜，过多会影响蛋白质正常功能的发挥，造成蛋白质消耗，影响体内氮平衡。

（3）不过少提供的原则。蛋白质提供过少会影响生长发育的速度、生化反应下降、抗病能力下降，甚至会导致营养不良。结果不仅仅会造成婴幼儿生长落后，还会因影响其脑细胞的发育，造成智力落后。

3. **脂肪** 对于脂肪来说，它是储存和供给能量的主要营养素。每克脂肪所提供的热能为同等重量碳水化合物或蛋白质的 2 倍。机体细胞膜、神经组织、激素的构成均离不开它。脂肪还起保暖隔热；支持保护内脏、关节、各种组织；促进脂溶性维生素吸收的作用。婴儿每天每公斤体重需要 4 克脂肪，动物和植物来源的脂肪均为人体之必需，应搭配提供。每日脂肪供热应占总热卡的 20%～25%。

脂类有一个共同特性，就是不溶于水，而易溶于乙醚、氯仿等非极性溶剂中的物质，同时它也是一类在化学组成和结构上有很大差异的物质。通常脂类可按不同组成分为 5 类，即单纯脂、复合脂、萜类、类固醇及其衍生物、衍生脂类及结合脂类。

脂类物质具有重要的生物功能，脂肪是生物体的能量提供者。

事实上，脂类也是组成生物体的重要成分，如磷脂是构成生物膜的重要组分；油脂是机体代谢所需燃料的贮存和运输形式。脂类物质也可为动物机体提供溶解于其中的必需脂肪酸和脂溶性维生素。某些萜类及类固醇类物质如维生素 A、维生素 D、维生素 E、维生素 K、胆酸及固醇类激素具有营养、代谢及调节功能。有机体表面的脂类物质有防止机械损伤与防止热量散发等保护作用。脂类作为细胞的表面物质，与细胞识别、种特异性和组织免疫等有密切关系。

4. **碳水化合物**　碳水化合物指的是为生命活动提供能源的主要营养素，这种化合物广泛存在于米、面、薯类、豆类、各种杂粮中，可以说是人类最重要、最经济的食物。这类食物每日提供的热卡应占总热卡的 60%～65%。任何碳水化合物到体内经生化反应最终均分解为糖，因此也称之为糖类。除供能外，它还促进其他营养素的代谢，与蛋白质、脂肪结合成糖蛋白、糖脂，组成抗体、酶、激素、细胞膜、神经组织、核糖核酸等具有重要功能的物质。这类食物的重要性不言而喻，但也需提醒家长不要过早在孩子的食物中加米粉；过多给孩子的食物中加糖，这些行为会导致孩子的肥胖，让孩子的健康出现问题。

纤维素是不被消化的碳水化合物，但其作用不可忽视。纤维素分水溶性和非水溶性两类。非水溶性纤维素不被人体消化吸收，只停留在肠道内，可刺激消化液的产生和促进肠道蠕动，吸收水分利于排便，对肠道菌群的建立起到有利的作用；水溶性纤维素可以进入血液循环，降低血浆胆固醇水平，改善血糖生成反应，影响营养素的吸收速度和部位。水果、蔬菜、谷类、豆类均含较多纤维素，可供家长选择。

5. **维生素**　维生素能够促进酶的活力，同时对维持人体生长发育和生理功能起重要作用。维生素可分两类，一类为脂溶性维生素，包括维生素 A、维生素 D、维生素 E、维生素 K，它们可在体内储存，不需每日提供，但过量会引起中毒；另一类为水溶性维生素，包括 B 族维生素、维生素 C 等，这一类占大多数，它们不在体内储存，需每日从食物提供，由于代谢快不易中毒。由于脂溶性维生素可在人的肝脏中贮存，维生素 A、维生素 D、维生素 B、维生素 C、维生素 E、维生素 K、叶酸……各司其职，缺一不可，并能帮助人体对抗物质的吸收起到一定的作用。因此给孩子提供新鲜蔬菜、水果、肝、蛋黄，适当吃点粗粮，多晒晒太阳，这就变得非常重要了。

6. **矿物质**　矿物质含有丰富的营养成分，是人体主要组成物质。碳、氢、氧、氮约占人体重总量的96%，钙、磷、钾、钠、氯、镁、硫占3.95%，其他则为微量元素共41种，常被人们提到的有铁、锌、铜、硒、碘等。每种元素均有其重要的、独特的、不可替代的作用，各元素之间又有着密切相关的联系，在儿童营养学研究中这部分占很大比例。矿物质虽不供能，但有重要的生理功能：构成骨骼的主要成分；维持神经、肌肉正常生理功能；组成酶的成分；维持渗透压，保持酸碱平衡。矿物质缺乏与疾病相关，比如说缺钙与佝偻病；缺铁与贫血；缺锌与生长发育落后；缺碘与生长迟缓、智力落后等等，这些都应该给予足够的关注。

7. **膳食纤维**　膳食纤维的定义有两种，一种是从生理学角度将膳食纤维定义为哺乳动物消化系统内未被消化的植物细胞的残存物，包括纤维素、半纤维素、果胶、抗性淀粉和木质素等；另外一种是从化学角度将膳食纤维定义为植物的非淀粉多糖加木质素。

膳食纤维可分为可溶性膳食纤维和非可溶性膳食纤维。前者包括部分半纤维素、果胶和树胶等，后者包括纤维素、木质素等。其中苹果胶原作为一种天然大分子水溶性膳食纤维，具有强力吸附和排除人体"辐射物（正电荷物质）"的作用，是人体必需的营养平衡素。它具有独特的分子结构，不能被人体直接消化的生理特性，从而可以将人体内自然吸附的"毒素"、"负营养"、"重金属"、"自由基"等难以自我代谢的有害物质排出体外，从而达到营养平衡。经常食用苹果胶原可以防止预防和抑制心血管疾病、肠胃疾病、呼吸道疾病、代谢性疾病和肿瘤等人体的多种疾病。

营养素的主要来源

据了解，同一类的蔬菜因为其颜色不同，其所含的营养价值也不同。紫茄子含有丰富的维生素P，它能增加微血管壁的抗压能力，改善血管功能，对高血压、皮肤紫癜和易发生出血倾向的疾病患者，有很好的疗效。

黄色胡萝卜比红色胡萝卜营养价值高，其中除含大量的胡萝卜素外，还含有强烈抑癌作用的黄碱素，具有预防癌症的功能。

我们还了解到，同一株菜的不同部位，因为颜色的不同，其营养价值也不同。大葱的葱绿部分比葱白部分营养价值要高得多。每100克葱绿含维生素 B_1 及维生素 C 的含量也不及葱绿部分的一半。颜色较绿的芹菜叶比颜色较浅的芹菜叶和茎含的胡萝卜素多6倍，维生素 D 多4倍。

除此之外，因为每种蔬菜所含营养素种类和数量各异，而人体的营养需要又是多方面的。所以，在选用蔬菜时除了要注意蔬菜的颜色深浅外，还应考虑多种蔬菜搭配及蔬菜和肉食的搭配。

1. **含蛋白质较多的食物** 动物性食物中以蛋类（鸡蛋、鸭蛋、鹅蛋、鹌鹑蛋）、瘦肉（猪肉、羊肉、牛肉、家禽肉等）、乳类（母乳、羊乳、牛乳）、鱼类（淡水、海水）、虾（淡水、海水）等含量丰富。植物性食物中以黄豆、蚕豆、花生、核桃、瓜籽含量较多，米、麦中也有少量的蛋白质。

2. **含脂肪较多的食物** 动物油：猪油、鱼肝油；植物油：菜油、花生油、豆油、芝麻油。最佳植物油是橄榄油。肉类、蛋、黄豆等也含有脂肪。

3. **碳水化合物多的食物** 谷类：米、面、玉米；淀粉类：红薯、山芋、土豆、芋头、绿豆、豌豆；糖类：葡萄糖、果糖、蔗糖、麦芽糖；还有水果、蔬菜。

4. **含矿物质较多的食物**

（1）含钙较多的食物：豆类、奶类、蛋黄、骨头、深绿色蔬菜、米糠、麦麸、花生、海带、紫菜等。

（2）含磷较多的食物：粗粮、黄豆、蚕豆、花生、土豆、硬果类、肉、蛋、鱼、虾、奶类、肝脏等。

（3）含铁较多的食物：以肝脏中含铁最丰富，其次为血、心、肝、肾、木耳、瘦肉、蛋、绿叶菜、小白菜、雪里蕻、芝麻、豆类、海带、紫菜、杏、桃、李等。谷类中也含有一定量的铁质。

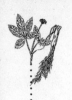

（4）含锌较多的食物：海带、奶类、蛋类、牡蛎、大豆、茄子、扁豆等。

（5）含碘较多的食物：海带、紫菜等。

（6）含硒较多的食物：海产品、肝、肾、肉、大米等。

5. 含维生素较多的食物

（1）含丰富维生素 A 的食物：鱼肝、牛奶、蛋黄、蔬菜（苜蓿、胡萝卜、西红柿、南瓜、山芋等）、水果（杏、李子、樱桃、山楂等）。蔬菜及水果中所含的胡萝卜素，即维生素 A 的前身。

（2）含维生素 B_1 较多的食物：谷类、麦麸、糠皮、豆类、肝类、肉类、蛋类、乳类、水果、蔬菜等。

（3）含维生素 B_2 较多的食物：肝、肾、蛋黄、酵母、牛奶、各种叶菜（菠菜、雪里蕻、芹菜等）。

（4）含维生素 C 较多的食物：新鲜蔬菜、水果和豆芽等。

（5）含维生素 D 较多的食物：鱼肝油、蛋黄、牛奶及菌类、干菜。

（6）含叶酸较多的食物：酵母、肝及绿叶蔬菜。

第二章

食补养生，最实用的食补知识

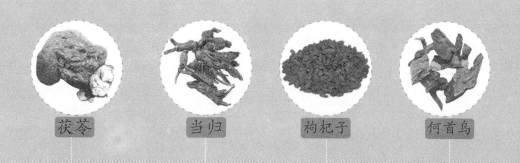

茯苓　　当归　　枸杞子　　何首乌

第一节

常见水果食补妙用

香蕉
——快乐水果

清脾滑肠，脾火盛者食之，反
能止泻、止痢。

——《本草求原》

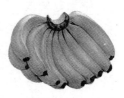

营养成分

香蕉的营养高、热量低，其营养成分包含蛋白质、糖类、色胺酸、脂肪、维生素、胡萝卜素、膳食纤维、生物碱及钙、磷、铁、钾等成分。不可思议的是，香蕉几乎不含胆固醇。香蕉是水果中含钾最高的。荷兰科学家研究证明，最符合营养标准又能为人脸上增添笑容的水果是香蕉。它含有泛酸等成分，是人体的"开心激素"，能够有效地减轻人的心理压力，解除忧郁，让人感到快乐开心。睡前吃香蕉，能够起到镇静的作用。

养生功效

中医学对香蕉的研究认为，香蕉性寒、味甘，入肺、大肠经，具有清热解毒、养阴生津、润肠通便、润肺止咳的功效。主治热病烦渴、肺燥咳嗽、肠燥便秘、痔疮出血、醉酒不适等症；辅助治疗情志抑郁、胃溃疡、皮肤瘙痒，并能预防癌症。

1. **防癌抗癌**　香蕉能增加人体白细胞，有良好的免疫活性物质，改善免疫系统功能，还能产生攻击异常细胞的物质"TNF"。香蕉越成熟，即表皮上黑斑越多，免疫活性就越高，抗癌功效也就越好。这里指表皮氧化变黑了，但果肉完好无损。有些人一看到香蕉皮变黑，就将其扔掉，事实上这是一种很不明智的行为。实验研究发现，香蕉买后搁置10天左右，外皮发黑的香蕉能使人体内产生的白细胞数是刚买来香蕉的5倍。所以说，外皮发黑的香蕉对抗癌更有效果。

2. **治疗便秘**　缓解这一不可为外人所知道的痛苦，可能是香蕉最为人所知的效用。这是因为香蕉含有丰富的膳食纤维，其很大一部分不会被消化和吸收，但能令粪便的容积量增大，并促进肠蠕动。同时，香蕉的含糖量超过15％，且含有大量水溶性植物纤维，能引起高渗性的胃肠液分泌，从而将水分吸附到固体部分，使粪便变软而易排出。

3. **治疗失眠**　香蕉对失眠或情绪紧张者也有疗效，因为香蕉包含的蛋白质中，带有氨基酸，具有安抚神经的效果。所以说，失眠者在睡前吃点香蕉，可起到一定的镇静作用，容易入睡。香蕉皮也含有某些杀菌成分。如果皮肤因为真菌或细菌感染而发炎，不妨把香蕉皮敷在上面，肯定会有意想不到的好效果。另外，糖尿病患者摄入香蕉中的糖类后，尿糖比进食别的糖类低；香蕉对减肥相当有效，因为它含有的卡路里低，且食物纤维含量丰富。

养生美食

油炸香蕉夹

原料　香蕉3根，京糕200克，鸡蛋1个，豆沙馅60克，花生油、冰糖碎各适量。

制用法　先将香蕉去皮，切成长方形片；京糕碾成泥备用。香蕉片铺平，用京糕泥抹匀香蕉片的三分之一，并在上面盖一片香蕉片，抹上一层豆沙馅，再盖上一层香蕉片，然后用手将其轻轻压实，即成香蕉夹。鸡蛋清放入碗内，用筷子沿一个方向不断搅动成泡沫状，再加入淀粉拌成蛋清糊。锅置火上，加入花生油，烧至六成热后，把香蕉夹放入蛋清糊中挂糊，投入锅中，炸成金黄色捞出，摆入盘内，撒上冰糖碎即成。

食疗功效　本品具有健脾胃、润肠

燥的功效，适宜于脾胃虚弱、饮食减少、肠燥便秘、痔疮出血等病症者食用，高血压、动脉硬化患者食用也有较好的辅助治疗作用。

炖香蕉

原 料 香蕉2根。

制用法 香蕉不去皮，炖熟，连皮进食。

食疗功效 用于痔疮及便后见血。

冰糖炖香蕉

原 料 香蕉2根，冰糖适量。

制用法 将香蕉去皮放入盘中，加冰糖适量，隔水蒸透。每日2次，连食7日即可。

食疗功效 可清热润燥，润肠通便。适用于因虚弱引起的便秘。

名医提醒

香蕉研碎加入茶中，再加适当蜂蜜饮用，对治疗高血压、动脉硬化及冠心病极为有益。若嫌香蕉偏寒，可将香蕉蒸熟后食用。空腹不宜大量食用香蕉。香蕉性寒，体质偏于虚寒者，不宜食用。例如，胃寒（口淡胃胀）、虚寒（泄泻、易晕）、肾炎（也属虚寒）等病症；有明显水肿和需要禁盐的患者不宜多吃；怀孕期脚肿者，最好不要生吃香蕉；寒咳者，应蒸熟再吃，不应吃生香蕉。香蕉不宜和番薯同食。

香桃
——肺之果

补血活血，生津涤热，令人肥健，好颜色。
——《随息居饮食谱》

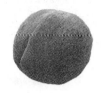

营养成分

桃子汁多味美，口感良好，通体能散发出一股令人心情愉悦的香味。桃子中除了含有多种维生素和果酸以及钙、磷等矿物质外，它的含铁量为苹果和梨的4～6倍。桃子含钾多，含钠少，适合水肿患者食用，对治疗肺病也有独特功效。由于桃子的含铁量较高，能防治贫血，可用于缓解大病之后的气血亏虚、面黄肌瘦、心悸气短等症状。

养生功效

桃子具有较高的药用价值。唐代药学家孙思邈称其为"肺之果"，还说"肺病宜食之"。中医学认为，桃子性温，味甘、酸。具有生津润肠、活血消积、丰肌美肤等作用，可用于强身健体、益肤悦色及治疗体瘦肤干、月经不调、虚寒喘咳、肠燥便秘及体内瘀血肿块等病症。桃子还善走皮表，《大明本草》中说，将桃晒成干（桃脯），经常服用，能起到美容养颜的作用。只是桃干的含糖量过高，用开水与少量绿茶或花草茶冲服就好得多，还能改进风味。

1. **止咳平喘**　桃仁中所含苦杏仁酶等物质，水解后对呼吸器官有镇静作用，能止咳平喘。对慢性支气管炎、支气管扩张、肺纤维化、肺不张、矽肺、肺结核等引起的干咳、咳血、慢性发热、盗汗等症，可起到养阴生津、补气润肺的保健作用。

2. **利尿通淋，退黄消肿**　桃花中含有条酚具有利尿作用，能除水气、消肿满，医治黄疸、淋症等。桃子含钾多，含钠少，适合水肿患者食用。

3. **抗血凝**　药理研究表明，桃仁的醇提取物能提高血小板中的 AMP 水平，抑制血小板聚集，显示具有一定的抗血凝作用及较弱的溶血作用。

4. **抗肝纤维化，利胆**　桃仁提取物可扩张肝内门静脉，促进肝血循环及提高肝组织胶原酶活性，并可促进肝内胶原酶的分解代谢，对肝硬化、肝纤维化有良好的治疗作用；还能使肝微循环内红细胞流速增加，促使胆汁分泌。

5. **防癌抗癌**　桃仁中所含苦杏仁的水解产物氢氰酸和苯甲醛对癌细胞有协同破坏作用，而氢氰酸和苯甲醛的进一步代谢产物，分别对改善肿瘤患者的贫血及缓解疼痛有一定作用。

养生美食

桃仁芝麻蜜糖

原料　桃仁200克，芝麻50克，白糖、蜂蜜各少许。

制用法　将桃仁去皮打碎，芝麻磨碎，加入白糖和蜂蜜混合调匀。早、晚各食 1 汤匙。

食疗功效 此糖具有去瘀生新、改善肝功能的功效，是慢性肝炎患者的辅助食疗佳品。

鲜桃葡萄羹

原料 桃子 6 个，葡萄干 80 克，冰糖适量。

制用法 将新鲜桃子洗干净。以开水烫过去皮，再去核。将桃子捣成泥状，加葡萄干与冰糖，放适量清水煮成稠状后，即可食用。

食疗功效 此羹具有活血祛淤，消肿止痛的功效。适用于因瘀血停滞引起的女性瘀血痛经，闭经及体内瘀血肿块、胸胁刺痛、肝脾肿大、四肢水肿、小便不利、慢性肾炎、高血压、冠心病等病症的辅助治疗。

蜜桃干片

原料 新鲜桃子 30 个，蜂蜜 80 毫升，白糖 10 克。

制用法 桃子洗净，剖成两半，去核后晒干；将晒好的桃干放入瓷盆，拌上蜂蜜、白糖，再将瓷盆盖好放入锅内，隔水用中火蒸 2 小时；蒸好后冷却，装瓶备用。每次饭后食桃干片 1～2 块，桃蜜半匙，温开水冲淡服食。

食疗功效 此桃干具有益肺养心、生津活血、助消化的作用。肺病、心血管病患者食之大有裨益。

名医提醒

桃子食用前要将桃毛洗净，以免刺入皮肤，引起皮疹；或吸入呼吸道，引起咳嗽、咽喉刺痒等症。桃子既可以鲜食，又可以制成桃脯、桃酱、罐头食品等。适量常食，可以补身体、益颜色。桃子不可多吃，多吃会令人生热上火；平时内热偏盛、易生疮疖的人吃多了，严重的还会身上起疮。因上火而便秘者忌食。糖尿病患者不宜多吃，孕妇、月经过多者忌食。多病体虚者以及胃肠功能太弱的患者不宜食用，婴儿不宜食桃。没有完全成熟的桃子最好不要吃，吃了会引起腹胀或腹泻。

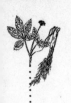

苹果
——天然健康圣品

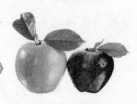

润肺悦心，生津开胃，醒酒。
——《随息居饮食谱》

营养成分

苹果营养非常丰富，它含有糖类（蔗糖、还原糖）、有机酸、果胶、蛋白质、钙、铬、磷、铁、钾、锌和维生素 A、B 族维生素、维生素 C 及纤维素。除此之外，还含有苹果酸、酒石酸、胡萝卜素等营养素，苹果皮含三十蜡烷，被医学界誉为"天然健康圣品"。苹果含有维生素 C，不含饱和脂肪、胆固醇和钠，所以是心血管的保护神，心脏病患者的健康元素。同时苹果还有改善呼吸系统和肺的功能，保护肺部免受污染和烟尘的影响。

养生功效

早在唐代，苹果的药用价值就已经有了记载。中医学认为，苹果性平、味甘酸，入脾、肺经。具有生津止渴、润肺除烦、健脾益胃、养心益气、润肠止泻、解暑醒酒等功效。主治津伤口渴、脾虚中气不足、精神疲倦、记忆力减退、不思饮食、脘闷纳呆、暑热心烦、咳嗽、盗汗等病症。辅助治疗高胆固醇、高血压、糖尿病、食欲过旺、肥胖等症。

1. **排毒养颜** 苹果中含有果胶，这种物质能够促进胃肠中铅、汞、锰等有毒物质的排泄，经常食用苹果，可以清除体内毒素。除此之外，苹果含大量苹果酸和钾盐，能中和残留在皮肤上的碱性物质，增加皮肤的红色素，使皮肤细嫩红润，能预防皮肤老化。

2. **解郁作用** 苹果的香气是治疗抑郁和压抑感的良药。现在城市生活节奏十分快，职业人群的压力很大，很多人都有不同程度的紧张、忧郁。这时拿起一个苹果闻上一闻，不良情绪就会有所缓解，同时还有提神醒脑的功效。

3. **减压补氧** 现代人在日常生活饮食中摄入蛋白质过多，这些蛋白质分解成氨基酸，从而造成大多数人的体液呈"酸性"。酸性体液就会不断在体内堆积，容易使人感到疲劳乏力。水果中苹果含有的营养最为齐全，其中多糖、钾离子、果胶、酒石酸、枸橼酸等，可以中和酸性体液中的酸根，降低体液中的酸性，从而缓解疲劳。而其丰富的锌元素含量，更是人体内多种重要酶的组成元素，在消除疲劳的同时，还能够增强人的记忆力。

4. **妊娠保健**　妇女妊娠反应期间，宜食苹果。一方面可以补充碱性物质及钾和维生素；另一方面也可以调节水盐及电解质平衡，防止因频繁呕吐导致酸中毒症状出现。苹果所含磷和铁，易于消化和吸收，有益于孕妇健康及胎儿生长发育等。

养生美食

苹果蜂蜜饮

原　料　苹果 500 克，枸杞叶 100 克，胡萝卜 300 克，蜂蜜适量。

制用法　将苹果、枸杞叶、胡萝卜洗净，一同放入果汁机内绞取汁液，再加冷开水与蜂蜜适量调味即成。

食疗功效　具有补肺滋阴，清热止咳的功效。

苹果甜椒拼盘

原　料　苹果 3 个，甜椒（颜色不同）6 个，橄榄油、苹果醋、原味低脂酸奶、优酪乳各 200 毫升。

制用法　苹果去皮切块，在盐水中浸泡（也可用柠檬水防止苹果氧化）；各色甜椒洗净去子，切成滚刀块，再用冰水浸泡以增加脆度。将所有材料依不同颜色交叉拼盘。把橄榄油、苹果醋拌匀成为油醋酱汁，原味低脂酸奶、优酪乳拌匀成为酸奶酱汁，分别盛入 2 个器皿中。

食疗功效　此蔬果拼盘具有润肠通便的功效，使皮肤白皙、有弹性，能祛斑除痘，特别适合爱美女士食用。

苹果泥（汁）

原　料　苹果 1000 克（成熟质好者）。

制用法　将苹果洗净，去皮、核，捣烂成泥。一日 4 次，每次食 100 克。若为 1 岁内婴儿，则将苹果绞取汁，每次服半匙。

食疗功效　此食品具有止泻的功效，适用于治疗婴幼儿的轻度腹泻。

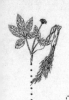

名医提醒

　　吃苹果的时候一定要先用水洗干净，削去果皮后食用。特别在当前主要以化学农药防治果树害虫的情况下，果皮中常常积累较多的农药残留毒物。吃苹果时要细嚼慢咽，这样不仅有利于消化，更重要的是对减少人体疾病大有好处。苹果不宜多吃，多吃会伤脾胃。吃饭前后不宜立即吃苹果，以免影响正常的进食及消化；苹果富含糖类和钾盐，冠心病、肾病、糖尿病患者不宜多吃；心肌梗死患者不宜食用。

梨
——百果之宗

梨可治咳热、中风不语、伤寒发热，利大小便。润肺凉心，消痰降火。

——《本草纲目》

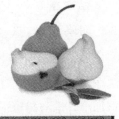

营养成分

　　梨的果肉脆而多汁，酸甜可口，含有蛋白质、脂肪、糖类、烟酸、苹果酸、柠檬酸、果糖、蔗糖、葡萄糖、维生素 B_1、维生素 B_2、维生素 C 等有机成分；还含有钾、钠、钙、镁、硒、铁、锰等无机成分及膳食纤维。梨有降压、养阴、清热的功效，经常食用，对高血压、心脏病、肝炎、肝硬化患者的症状有一定的缓解作用。

养生功效

　　梨还有医用价值。中医学认为，梨具有润肺生津、清热降火、化痰止咳、解疮毒和酒毒的功效，用于热病伤阴或阴虚所致的干咳、口渴、声嘶失音、便秘等症，也可用于肺热或痰热烦渴、咳喘、痰黄、眼目赤痛、醉酒等症。

　　1. **祛痰止咳**　梨所含的配糖体及鞣酸等成分，能祛痰止咳，对咽喉有养护作用。在秋季气候干燥时，人们常感到皮肤瘙痒、口鼻干燥，有时干咳少痰，每天吃 1～2 个梨可解秋燥，有益健康。梨可清喉降火，播音、演唱人员经常食用煮好的熟梨，能增加口中的津液，起到保养嗓子的作用。

2. **增强心肌活力** 梨中含有丰富的维生素，其中维生素 B_1 能保护心脏，减轻疲劳；维生素 B_2、维生素 B_3 及叶酸能增强心肌活力，降低血压，保持身体健康。

3. **保护肝脏** 梨含有较多的糖类物质和多种维生素。糖类物质中果糖含量占大部分（即使糖尿病患者也能服食），易被人体吸收，促进食欲，对肝炎患者的肝脏具有保护作用。

养生美食

水梨番茄汁

原 料 水梨、番茄各 2 个。

制用法 将水梨洗干净，去皮与核，切成小块状；将番茄洗干净，去皮与蒂，切成小块。将水梨与番茄放入果汁机中，打成果汁即可食用。

食疗功效 此汁具有生津止渴、健胃消食、凉血退热、清热解毒的功效。主治热病伤津口渴、食欲不振、胃热口苦、烦热等病症。

冰糖萝卜梨

原 料 梨 2 个，白萝卜 250 克，百合、冰糖各适量。

制用法 将梨、白萝卜洗净切块，百合瓣成瓣，与冰糖共放锅中加水煮烂，吃百合、梨、萝卜，饮汤。每日 2 次。

食疗功效 有清肺润喉、消痰降火、清咽美音的食疗效果。经常饮用有助于防治声音沙哑及保护嗓子。

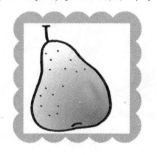

梨汁粥

原 料 梨 3～5 个，粳米 50 克，冰糖适量。

制用法 将梨洗净，连皮切碎，捣取其汁去渣，与粳米、冰糖一起同入砂锅内，加水 400 毫升，煮为稀粥，稍温服食。1 天内分 2～8 次食完。

食疗功效 此粥具有生津润燥、调养脾胃之功效。

梨主要用于生食，当然也可加工成梨膏、梨糖、梨酒和罐头等，还可以用来酿酒、酿醋。作为药用，梨与冰糖共炖，有祛热痰、疗哮喘、滋阴润肺的作用。梨性偏寒助湿，多吃会伤脾胃，故脾胃虚寒、畏冷食者、呕吐便溏者应少吃，可把梨切块煮水吃；梨含果酸较多，胃酸多者，不可多食；梨有利尿作用，夜尿频者，睡前不要吃梨；血虚、畏寒、腹泻、手脚发凉的患者不宜吃生梨，最好煮熟再吃，以防湿寒症状加重；梨含糖最高，糖尿病患者当慎食；梨含果酸多，不宜与碱性药同用，如氨茶碱、小苏打等；梨不应与螃蟹同吃，以防引起腹泻。

草莓

——果中皇后

补脾气，固元气，制伏亢阳，扶持衰土，壮精神，益气，宽痞，消痰，解酒毒，止酒后发渴，利头目，开心益志。

——《本草纲目》

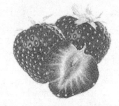

营养成分

　　草莓外形呈心形，不仅颜色鲜艳，而且还有一般水果所没有的宜人芳香，是水果中难得的色、香、味俱佳者，所以被人们誉为"果中皇后"。草莓果肉中主要含有果糖、蔗糖、蛋白质、果胶、胡萝卜素，还有天冬氨酸、草酸钙、鞣酸、柠檬酸、苹果酸及多种维生素，维生素 C 含量非常高。4 个草莓即可提供人体一日所需维生素 C 的摄取量。

养生功效

　　草莓是入药的绝佳上品。中医学认为，草莓性凉、味甘，入脾、胃、肺经。具有润肺生津、健脾和胃、利尿消肿、凉血解酒之功效，适用于风热咳嗽、咽喉肿痛、口舌糜烂、食欲不振、小便短赤、体虚贫血及疮疖、酒醉不醒等病症。草莓有去火、解暑、清热的作用，春季人的肝火往往比较旺盛，吃点草莓能够起到抑制作用。

很灵的食疗食补食养治病一本通

1. **通便消食**　草莓中含有的果胶及纤维素，可促进胃肠蠕动，能预防便秘、痔疮、肠癌的发生。草莓在饭前食用，可刺激胃液的分泌，帮助消化，可用于食欲不振、餐后腹胀等病症，同时还有生津养胃的效用。

2. **防癌抗癌**　草莓含有丰富的鞣酸，在体内可吸附致癌物质，有防癌和抗癌的作用。意大利的医学家指出："新鲜草莓里含有一种叫波里芬诺的化学物质，它可以阻止癌细胞的形成。"

3. **疗疮排脓**　服饮鲜草莓汁可治咽喉肿痛、声音嘶哑症。草莓还可以疗疮排脓，在广州一带有一种野生的锦草莓，当地人将其茎叶捣碎用来外敷疗疮有特效，被蛇咬、烫伤、烧伤等也很奏效。

4. **预防心脑血管疾病**　草莓中含有丰富的维生素 C，对动脉硬化、高血压、高血脂、脑出血、冠心病等，都有积极的预防作用。

养生美食

草莓橘瓣饮

原料　草莓 300 克，橘子 1 个，白糖 100 克。

制用法　草莓洗净，橘子剥去外皮，分成橘瓣。二者共同放入砂锅内，加白糖 100 克，清水 500 毫升，大火煮沸 3 分钟停火，待温饮用。

食疗功效　本饮具有生津和胃的功效，适合于脾胃不和、食欲不振者饮用。

奶油草莓

原料　草莓 500 克，白糖、奶油、香草各适量。

制用法　将草莓洗净，再用 0.1% 的高锰酸钾溶液浸泡 10 分钟，以清水漂洗干净，加入白糖拌匀，装盘内。把奶油、香草放在一起搅匀，淋在草莓上即成。

食疗功效　本品具有滋补养血、生津润燥、养心安神的功效。适合气血亏虚、身体削瘦、口干消渴、大便燥结、神经衰弱者食用。健康者食之，可滋补强壮、润泽肌肤、抗衰延年，是美容及老年保健的佳品。

冰糖草莓

原料　新鲜草莓 100 克，冰糖 30 克。

制用法　先将草莓洗净捣烂，加凉开水 100 毫升并过滤取汁；冰糖捣碎，果汁中加入冰糖，不断搅拌，使冰糖完全溶化，分两次饮用。

食疗功效 润肺止咳，适用于咽干

舌燥、干咳无痰等日久不愈的病症。痰湿内盛患者不宜食用。

名医提醒

草莓的吃法有很多种，除了直接生食外，还可以拌以奶油或甜奶，制成奶油草莓食用，风味别致，若能稍加冰镇味道更佳；还可将鲜果去杂洗净，每500克草莓加白糖350克，在锅内加热、消毒，适当浓缩后，装瓶密封储存，可随时提供食用。草莓含草酸钙较多，患有尿路结石和肾功能不好的人不宜多吃。有的人吃草莓会引起胃肠功能紊乱。

葡萄

——养心果

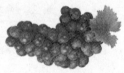

主筋骨湿痹，益气，增力强志，令人肥健，耐饥，忍风寒。久食，轻身不老延年。

——《神农本草经》

营养成分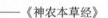

葡萄的营养非常丰富，含糖量占15%～25%，而且主要为葡萄糖，除此之外，还有果糖、蔗糖；含有少量蛋白质和脂肪，还含有人体不可缺少的谷氨酸、精氨酸、色氨酸等10多种氨基酸；含有大量的有机酸，如酒石酸、柠檬酸、苹果酸、草酸等；含有果胶、卵磷脂和多种维生素，如维生素C、维生素E、胡萝卜素、维生素 B_3、维生素 B_2、维生素 B_1；还含有钾、钠、钙、磷、镁、铁以及少量的锌、锰、铜、硒等。

养生功效

中医学认为，葡萄性平，味甘、微酸，具有补气益血、滋阴生津、强筋健骨、通利小便之功效。主治气血虚弱、肺虚咳嗽、心悸盗汗、风湿痹痛、淋症、水肿等症，也可用于脾虚气弱、气短乏力、筋骨无力、小便不利等病症的辅助治疗。

1. **抗病毒** 葡萄中含有天然的聚合苯酚，能与病毒或细菌中的蛋白质化合，使之失去传染疾病的能力，尤其对肝炎病毒、脊髓灰质炎病毒等有很好的杀灭作用。

2. **防癌抗癌** 葡萄中含有一种叫白藜芦醇的化合物质，可以防止正常细胞癌变，并能抑制已恶变细胞扩散，有较强的防癌抗癌功能。

3. **抗贫血** 葡萄中含有抗恶性贫血作用的维生素 B_{12}，尤其是带皮的葡萄发酵制成的红葡萄酒，每升中含维生素 B_{12} 12～15 毫克。因此，常饮红葡萄酒，有益于治疗恶性贫血。

4. **抗动脉粥样硬化** 研究发现，葡萄酒在增加血浆中高密度脂蛋白的同时。能减少低密度脂蛋白含量。低密度脂蛋白可引起动脉粥样硬化，而高度密脂蛋白有抗动脉粥样硬化的作用。因此，常食葡萄（葡萄酒），可减少冠心病引起的死亡。因此葡萄可称之为"养心果"。

养生美食

山莲葡萄粥

原料 粳米 60 克，葡萄干 30 克，山药、莲子各 15 克，高汤、白糖各适量。

制用法 将生山药洗净后切成薄片，莲子浸泡至软去心，葡萄干洗净，同放入锅内，待用。将粳米用清水反复淘洗干净，除去泥沙杂质，放入锅中，可加高汤适量。将锅置大火上烧沸，再用小火熬煮至熟，加入白糖拌匀即成。

食疗功效 此粥具有补气益血、健脑增智、强心安神、延年益寿之效。可作为神经衰弱、疲劳、气血虚弱、夜寐多梦、失眠、健忘、口渴、耳目不聪、倦怠无力等病症的辅助治疗。

葡萄藕地蜜汁

原料 鲜葡萄、鲜藕、鲜生地各适量，白沙蜜 500 毫升。

制用法 将"三鲜"分别捣烂取汁，各取汁 1000 毫升，加入白沙蜜调匀即成。每份 200 毫升，一日服 3 次。

食疗功效 该汁具有利尿、消肿、通淋的作用，尤其适宜于热淋伴尿路涩痛者饮用。

人参葡萄酒

原料 葡萄 100 克，人参 15 克。

制用法 用白酒 500 克浸泡。每次饮 1～2 杯。

食疗功效 人参为补气强壮的要药，与葡萄配伍应用，可补肝肾、强腰脊、和益气血。

名医提醒

葡萄鲜食、干食均佳，葡萄干中糖和铁的含量较多，是妇女、儿童和体弱贫血者的滋补佳品。"吃葡萄不吐葡萄皮"是一句至理名言，葡萄皮里含有一种逆转醇，有抗衰老作用，而且可以降血压、降血脂。葡萄营养丰富，糖多性温，多食会引起内热、便秘和腹泻、烦闷不安等副作用；葡萄含糖较高，糖尿病患者慎食。

橘子
——全身都是宝

下气快膈，止渴解酲，辟臭，皮尤佳。

——《本草纲目》

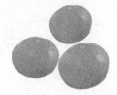

营养成分

橘子是秋冬季常见的美味佳果，其色彩鲜艳、酸甜可口。与梨相比，橘子的蛋白质含量是梨的 9 倍，钙的含量是梨的 5 倍，磷的含量是梨的 55 倍，维生素 B_1 的含量是梨的 8 倍，维生素 B_2 的含量是梨的 3 倍，维生素 B_3 的含量是梨的 1.5 倍，维生素 C 的含量是梨的 10 倍，可谓营养丰富。橘子还含有苹果酸、柠檬酸、琥珀酸、胡萝卜素、果胶、葡萄糖等。

养生功效

中医学认为，橘子性凉，味甘、酸，归肺、胃经。具有开胃理气、止渴润肺的功效。适用于胸膈结气、呕逆、消渴、伤食、肺热咳嗽、痰多等症。特别对患有慢性肝炎和高血压患者，多吃橘子可以提高肝脏解毒作用，加速胆固醇转化，防止动脉硬化。

1. **降低胆固醇** 橘子对冠心病、高血压、糖尿病、动脉硬化、痛风有预防的功效。食用橘子，可以降低沉积在动脉血管中的胆固醇，有助于使动脉粥样硬化发生逆转。鲜橘还能健脾和胃、温肺止咳。

2. **预防心脑血管疾病** 橘皮苷可以加强毛细血管的韧性，扩张冠状动脉，是预防冠心病和动脉硬化的食品。橘皮苷可降低血液的黏滞度，减少血栓的形成，故而对脑血管疾病，如脑血栓、中风等也有较好的预防作用。研究发现，每天吃1个橘类水果可以使发生脑卒中的危险降低19%。

3. **降血糖作用** 橘子肉由于含有类似胰岛素的成分，是糖尿病患者的理想食品。

养生美食

橘饼银耳羹

原　料 橘饼 2 个，银耳 10～15 克，冰糖少许。

制用法 先将鲜橘用冰糖渍制后，压成饼状，烘干备用；取银耳用水发开，洗净。将橘饼、银耳放置锅内，加入清水，先用大火烧开后，改用小火炖煮 3～5 小时，待银耳烂酥汁稠，加冰糖适量即可。

食疗功效 此羹具有润肺止咳、补虚化痰的功效，适合肺燥干咳、虚劳咳嗽患者经常食用。

柑橘山楂饮

原　料 生山楂 30 克，陈皮 20 克，大红橘 1 个（用其橘核和鲜橘络）。

制用法 山楂、陈皮、橘核和橘络用水共煮 40 分钟，得液体 500 毫升，分两次饮用。

食疗功效 适用于妇女乳房胀痛初起。

名医提醒

橘子通常是以鲜食为主，可以加工制成罐头、橘汁等，也可煮、蒸、烤、泡或做沙拉、橘饼等。咳嗽痰多者不宜多食橘子。橘子不宜与萝卜同食。橘子不宜与牛奶同食。空腹时不宜食橘子。胃肠、肾、肺功能虚寒的老人不可多吃橘子。橘子一次不能吃得过多。橘子同螃蟹食，令患软痈。老人或牙齿过敏者不宜食用酸橘子。

第二章 食补养生，最实用的食补知识

菠萝

——消炎佳品

补脾胃，固元气，制伏亢阳，扶持衰土，壮精神，益气，宽痞，消痰，解酒毒，止酒后发渴，利头目，开心益志。

——《本草拾遗》

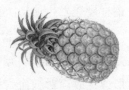

营养成分

菠萝营养丰富，其果实中含有蛋白质、原糖、蔗糖、有机酸、氨基酸、维生素 B_2、胡萝卜素、维生素 B_1、膳食纤维、烟酸、脂肪、维生素 A、B 族维生素、维生素 G 等。除此之外，还含有铁、镁、钾、钠、钙、磷等无机成分。菠萝有特殊香味，深受人们喜爱。

养生功效

1. **助消化**　菠萝含有蛋白质分解酶，具有帮助消化的作用。在食肉类或油腻食物后，吃些菠萝有帮助消化的作用。菠萝又能分解肠内腐败物，能够治疗腹泻和消化不良等病症。

2. **利尿作用**　菠萝中所含的糖、盐及酶，有利尿消肿的功效，常服新鲜菠萝汁对高血压患者有益，也可用于肾炎水肿患者。

3. **润肺止咳**　菠萝中含有的菠萝蛋白酶，可疏缓嗓子疼和咳嗽的症状。

4. **通便作用**　菠萝中含有的大量膳食纤维，可促进排便，对便秘有一定的疗效。

养生美食

白菜菠萝卷

原料　菠萝、胡萝卜各 1 个，白菜叶 200 克，白糖、白醋各少许。

制用法　净锅中加水、白糖，煮沸后撇去浮沫，起锅倒进容器中，加入白醋和菠萝汁拌匀。把菠萝、胡萝卜切丝，拿开水氽一下，捞出，控干，撒盐。用清水冲净，纱布挤干，放入制好的汤汁中泡 3 小时。把白菜叶铺在砧板上，码上菠萝丝和萝卜丝，卷成粗卷，用刀切成菱形，装盘。

食疗功效　对厌食症、牙龈出血、坏血病患者有食疗效果。

菠萝鱼

原料 菠萝1个，带皮鳜鱼肉500克，新鲜豌豆50克，各种调料适量。

制用法 菠萝洗净，削去果皮，切成块备用；鱼肉洗净，在一面剞十字花刀，然后切成方块备用；豌豆洗净，放入锅中煮烂。将鱼肉放入碗中，加入精盐、料酒拌匀，再加入湿淀粉抓匀，然后粘上干淀粉，使花刀分开。将锅置火上，加入花生油加热，下鱼块炸透，以漏勺捞出。另取锅放火上，加适量花生油并烧热，下葱、姜、蒜及菠萝块、青豌豆稍炒，再放入番茄酱、白糖、料酒、精盐、味精和水，煮沸，以湿淀粉勾芡。油锅烧热至油沸腾，在盛汁的锅内加入沸油氽汁，后加入鱼块，翻炒几下便成。

食疗功效 本肴具有补气养血、健脾益胃的功效。适用于气血虚弱、胃弱食少、脾虚泄泻等病症。

名医提醒

　　在食用菠萝之前，可以先把果皮削去并除尽果丁，然后切开放盐水中蘸数次，洗一洗，浸一会儿。一则可使菠萝的味道显得更甜；二则使一部分有机酸分解在盐水里，避免中毒。菠萝含有生物甙和菠萝蛋白酶，少数人食之可引起过敏。因此，胃溃疡患者、肾脏病患者以及凝血机能不全者，不宜过多食用菠萝，以免加重病性；不要空腹暴吃菠萝，最好在饭后食用，以避免引起腹痛；菠萝吃得多了可致头痛，有吃菠萝过敏的人，以不吃或少吃为宜；发烧及患有湿疹、疥疮的人不宜多吃；民间还有一种吃菠萝的禁忌，就是菠萝和蜂蜜不能同时食用，据说这样吃会中毒。

第二节

常见蔬菜食补妙用

番茄
——爱情之果

生津止渴，健胃消食，治口渴，
食欲不振。

——《陆川本草》

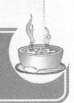

营养成分

番茄是亦蔬亦果的菜品，其颜色娇艳，柔软多汁，营养丰富。番茄的营养极好，富含维生素A、B族维生素、维生素C，并且还含有维生素P，可以预防毛细血管破裂。番茄所含矿物质也很多，如铁、镁、钙等，尤以铁质含量居多，是补血的良好食料。产妇如果流血太多，吃番茄、牛肉、鸡蛋等食品最有益。

养生功效

专家研究认为，番茄除了对前列腺癌有预防作用外，还能降低胰腺癌、直肠癌、喉癌、口腔癌、肺癌、乳腺癌的发病率。番茄中含有一种抗癌、抗衰老的物质——谷胱甘肽，能使体内某些种类细胞推迟衰老，减少癌症的患病率。番茄还可以促进钙、铁元素的吸收，帮助胃液消化脂肪和蛋白质。

1. 健胃消食，润肠通便 番茄含有苹果酸、柠檬酸等有机酸，可以增加胃液酸度、分解脂肪、帮助消化、调整胃肠功能的作用，对消化力虚弱和胃酸过少者来说，适当吃些番茄有助于疾病的治疗。在炎热的夏天，人们食欲减退，常吃些糖拌番茄、番茄汤，可解暑热、增进食欲、帮助消化。其中所含果酸及纤维素，有助于消化、润肠通便，可防治便秘。

2. **清热解毒，生津止渴**　番茄性凉、味甘酸。具有清热生津、养阴凉血的功效。对发热烦渴、口干舌燥、牙龈出血、胃热口苦、虚火上升有较好治疗效果。番茄含的"番茄红素"有抑制细菌的作用。番茄含糖很少，是理想的低热量果品，而且所含糖大部分是葡萄糖和果糖，可直接被人体吸收，是理想的瘦身食品。

3. **降脂降压，利尿消肿**　番茄中含有大量的纤维素，它在人体内可以和生物盐相结合。生物盐在和番茄中的纤维素结合后，可以通过消化系统排出体外，这样，人体内积存的一部分胆固醇就会自动转化为生物盐，血液中的胆固醇含量就会减少；番茄红素也有抑制细胞合成胆固醇、降低血液中胆固醇及甘油三酯浓度的作用；番茄红素有降血压和利尿消肿作用，对高血压、肾脏病患者有良好的辅助治疗效果。

养生美食

番茄牛奶羹

原料　番茄、鸡蛋各2个，鲜牛奶250毫升，淀粉50克，调味料适量。

制用法　先将番茄洗净，切块待用，淀粉用鲜牛奶调成汁，鸡蛋煎成荷包蛋待用。鲜牛奶汁煮沸，加入番茄、荷包蛋煮片刻，然后加入盐、白糖、花生油、胡椒粉调匀即可。

食疗功效　此汤羹色泽鲜艳、鲜美可口、营养丰富，具有健脾和胃、补中益气、凉血通便之功效，适宜年老体弱、脾胃虚弱者食用。

番茄炒肉片

原料　精肉、番茄各200克，菜豆角50克，葱、姜、蒜各适量。

制用法　先将猪肉切成薄片，番茄切成块状；菜豆角去筋，洗净，切成段状。炒锅放油适量，上火烧至七成热，先下肉片、葱、姜、蒜煸炒，待肉片发白时。再下番茄、豆角、盐略炒，锅内加汤适量，稍焖煮片刻，起锅时再加味精少许，搅匀即可。

食疗功效　此菜具有健胃消食、补中益气的功效，对于脾胃不和、食欲不振患者尤为适宜。

很灵的食疗食补食养治病一本通

八宝番茄

原料 猪肉馅300克，番茄600克，海参、香菇各50克，鸡肉150克，干贝、虾各100克，葱、姜、豌豆各适量。

制用法 将猪肉馅添加鸡汤、黄酒、味精、盐、花椒水拌匀。把海参、香菇去杂洗净。将海参、香菇、鸡肉、干贝、虾切成丁，搅进猪肉馅里，加少许葱花、生姜末、豌豆，拌匀。把番茄逐一洗净，在蒂根处开一方口，取出内瓤，将八宝肉馅填入，再把番茄蒂根盖严，摆在碗中，上笼蒸熟取出即可。

食疗功效 此菜可滋补强身、养血补气，对贫血、慢性气管炎、慢性胃炎、骨关节病有不错的食疗效果。

名医提醒

番茄酱最好与新鲜番茄搭配着食用。番茄中的番茄红素和胡萝卜素均溶于油脂，所以炒番茄或者做汤等都是不错的选择，生吃吸收率就比较低。如果想要补充维生素C，则生熟均可，因为番茄酸度大，有利于维生素C的稳定，烹调之后损失比较小。如果为摄取钾和膳食纤维，也是生熟均可。不宜空腹食用番茄。

菠菜

——含铁大王

通血脉，开胸膈，下气调中，止咳润燥。

——《本草纲目》

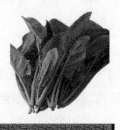

营养成分

菠菜营养丰富，其含有丰富的胡萝卜素和维生素 B_6，同时含有大量的水分、蛋白质和糖类，还是铁、镁、钾和维生素 A 的优质来源，也是钙和维生素 C 的上等来源。菠菜的营养成分在蔬菜中应居第一级，它含有 5 种维生素，还含有丰富的铁质。世界各国营养学家对菠菜的功能一致赞扬。西餐中常将它捣烂做球状，作为主要配料。医院菜单中，也常备菠菜，供病者作为佐餐之用。

养生功效

中医学认为，菠菜性凉、味甘辛，无毒，入肠、胃经。具有补血止血、利五脏、通血脉、止渴润肠、滋阴平肝、助消化之功效。主治衄血、便血、头痛、目眩、目赤、夜盲症、烦渴引饮、便秘、痔疮。

1. **润肠通便**　菠菜含有大量的水溶性纤维素，经常摄食菠菜有利于排出肠道中的毒素，所以便秘的人应多吃菠菜，有利于润肠通便。可取菠菜适量，与蜂蜜、芝麻油拌匀后，每日早、晚各1次，防治便秘。

2. **保护视力**　菠菜中丰富的维生素A使眼睛明亮美丽，B族维生素可以治疗夜盲症和口角炎。哈佛大学的一项研究还发现，每周食用2～4次菠菜的中老年人，可降低患视网膜退化的危险，从而保护视力。

3. **美容养颜**　菠菜被推崇为"十大养颜美肤食物"之一。菠菜中含有大量的抗氧化剂，具有抗衰老、促进细胞增殖的作用，既能激活大脑功能，又可增强青春活力。我国民间以菠菜捣烂取汁，每周洗脸数次，连续使用一段时间，可清洁皮肤毛孔，减少皱纹及色素斑，保持皮肤光洁。

养生美食

菠菜拌黑木耳

原　料菠菜300克，水发黑木耳150克，胡萝卜1个，调料适量。

制用法菠菜去叶，取根茎洗净切段；黑木耳浸泡后洗净，切丝；胡萝卜洗净，切丝。菠菜茎、黑木耳丝稍氽烫，捞起漂凉。将处理好的菠菜茎、黑木耳丝、胡萝卜丝、姜末加盐、味精、醋，淋芝麻油、蒜油拌匀即成。

食疗功效此菜颜色艳丽，口味鲜香，营养丰富，可增进食欲，增强体质。

菠菜鸡内金散

原　料菠菜根（干）、鸡内金各等份。

制用法将以上两种原料研末，米汤调食，每日3次。

食疗功效用于消渴引饮。

菠菜羊肝汤

原　料鲜菠菜、羊肝各50克，盐、味精、芝麻油各适量。

制用法将菠菜洗净切段，羊肝切

第二章　食补养生，最实用的食补知识

047

片。锅内加水约 750 毫升，烧沸后入羊肝，稍滚下菠菜，并入适量盐、芝麻油、味精，滚后即可。吃羊肝、菠菜并喝汤。

食疗功效 此汤具有养肝明目的功效，适用于视力模糊、两目干涩等病症。

名医提醒

在用菠菜做菜时，最好加一点芝麻油，这样不但味道好，而且还能发挥菠菜明目的作用。菠菜烹熟后比较软、滑，既易消化吸收，又富含营养，特别适合老、幼、病、弱者食用。菠菜是一年四季都有的蔬菜，但以春季为佳，其根红叶绿，鲜嫩异常，非常可口。春季上市的菠菜，对解毒、防春燥颇有益处。

油菜
——降脂良蔬

芸苔破血，产妇煮食之。子压取油，敷头令头发长黑，又煮食，主腰脚痹。

——《本草拾遗》

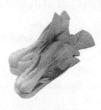

营养成分

油菜的营养成分含量及其食疗价值可以称得上蔬菜中的佼佼者，它含有丰富的脂肪酸和多种维生素，其中维生素 C 的含量比大白菜高 30 多倍。此外，还含有蛋白质、粗纤维、钙、磷、铁、胡萝卜素、维生素 B_1、维生素 B_2、烟酸、维生素 C 等成分。

养生功效

中医学认为，油菜性凉、味甘，入肝、脾、肺经。具有活血化瘀、解毒消肿、宽肠通便、强身健体之功效。主治劳伤吐血、血痢、头痛、便秘、丹毒、热毒疮、口腔溃疡、齿龈出血、乳痈、手足疖肿、瘀血腹痛、产后恶露不下等。现代研究认为，油菜可促进血液循环、散血消肿、明目，还有一定的美容效果。主治游风丹毒、手足疖肿、乳痈、习惯性便秘、老年人缺钙等疾病。

1. **降血脂**　油菜为低脂肪蔬菜，且富含膳食纤维，能与胆盐酸和食物中的胆固醇及甘油三脂结合，并从粪便中排出，从而减少脂类的吸收，常食可活血化瘀，降低血脂，故有降血脂作用。

2. **防癌排毒**　油菜中所含的植物激素能够增加酶的形成，对进入人体内的致癌物质有吸附排斥作用，有防癌的功效。此外，油菜还能增强肝脏的排毒机制，对皮肤疮疖有治疗作用。

3. **宽肠通便**　经常便秘的患者可多吃凉拌油菜。将油菜洗净切细，入烫水中煮熟，捞出沥水装盘，以芝麻油、精盐拌食。此菜鲜脆爽口，宽肠通便，还具有降糖之功，糖尿病患者可常食。

养生美食

油菜炒虾仁

原料　油菜 500 克，虾肉 100 克，姜、葱少许，调料适量。

制用法　将虾肉洗净切成薄片，用盐、料酒、淀粉拌好；油菜梗叶分开，洗净后切成长段。锅中加入食用油，烧热后先下虾片煸几下即取出，再把油锅熬热加盐。先煸炒油菜梗，再煸油菜叶，至半熟时倒入虾片，并加入姜、葱等，用大火快炒几下即可起锅装盘。

食疗功效　此菜滑嫩爽口，鲜香扑鼻，营养丰富。具有强壮身体、开胃补肾的作用，可提高机体抗病能力。老年体弱者可常食之。

蘑菇炒油菜

原料　油菜 500 克，鲜蘑菇 100 克，鸡油 100 克，调料适量。

制用法　将油菜去老叶，切成 6 厘米长的段，洗净；蘑菇洗净，切片。锅烧热，放入鸡油，待油烧至五成热时，将油菜倒入煸炒，再加适量黄油、鲜汤，至八成熟时，放细盐、糖、味精、蘑菇。再烧 1 分钟后，用湿淀粉勾芡，浇上鸡油，装盆即成。

食疗功效　此菜具有宽肠通便、解毒消肿的作用。适宜于习惯性便秘、痔疮、大便干结等病症，也可以作为感染性疾病患者的食疗蔬菜。

黄瓜
——厨房里的美容剂

气味甘寒、清热解渴，利小便。

——《本草纲目》

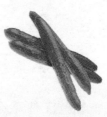

营养成分

黄瓜的含水量为 96%～98%，它不但脆嫩清香，而且营养丰富，是消暑、美容、减肥的佳蔬。口感上，黄瓜肉质脆嫩、汁多味甘、芳香可口；营养上，它含有蛋白质、脂肪、糖类，多种维生素、纤维素以及钙、磷、铁、钾、钠、镁等丰富的营养成分。人们常把它当水果来食用。黄瓜是一味可以美容的瓜菜，被称为"厨房里的美容剂"。它含有人体生长发育和生命活动所必需的多种糖类和氨基酸，含有丰富的维生素，经常食用或贴在皮肤上，可有效地对抗皮肤老化，减少皱纹的产生。

养生功效

中医学认为，黄瓜性凉，味甘，入肺、胃、大肠经。具有清热利水、解毒消肿、生津止渴之功效。主治身热烦渴，咽喉肿痛，风热眼疾，湿热黄疸，小便不利等症。

1. **利尿作用** 黄瓜汁具有利尿和稀释尿酸的作用，所以，有治疗尿毒症和预防因体内尿酸超出正常指标而引起痛风病的功效。

2. **降血糖** 作用黄瓜中所含的葡萄糖甙、果糖等不参与通常的糖代谢，故糖尿病患者以黄瓜代淀粉类食物充饥，血糖非但不会升高，甚至会降低。

3. **抗癌作用** 黄瓜含有葫芦素C，这种物质由一种葡萄糖甙所形成，能提高人体免疫力，还有抗菌、解毒、抵御肿瘤的功效，特别是防治食道癌，也可用来治疗慢性肝炎和迁延性肝炎，对原发性肝癌有消除疼痛、延长生存期的效用。

养生美食

黄瓜雪梨粥

原料 糯米100克，雪梨1个，黄瓜1根，山楂糕1块，枸杞子少许，冰糖适量。

制用法 将糯米淘洗干净，用清水浸泡6小时；雪梨去皮、核，洗净切块；黄瓜洗净，切条；山楂糕切条，备用。糯米入锅中，加水，大火煮开，转小火煮40分钟，注意搅拌，不要糊底，煮成稀粥。将雪梨、黄瓜、山楂条入粥锅中，拌匀，用中火烧沸，加冰糖、枸杞子调味即可。

食疗功效 此粥脆嫩鲜香、酸甜适口，具有生津止渴、清热解暑、利尿消肿的功效，是夏天的饮食佳品。

山楂汁拌黄瓜

原料 嫩黄瓜5条，山楂30克，白糖50克。

制用法 先将嫩黄瓜洗净，切成条状；山楂洗净，放入锅中，加水煮约15分钟，取汁液100毫升。黄瓜条入锅中加水煮熟，捞出。山楂汁中放入白糖，在小火上慢熬，待糖化开，投入已控干水的黄瓜条拌匀即成。

食疗功效 此菜肴具有清热降脂、减肥消脂的作用，对肥胖症、高血压、咽喉肿痛者食之有效。

黄瓜蒲公英粥

原料 黄瓜、大米各50克，新鲜蒲公英30克。

制用法 先将黄瓜洗净切片，蒲公英洗净切碎；大米淘洗先入锅中，加水1000毫升，如常法煮粥，待粥熟时，加入黄瓜、蒲公英，再煮片刻，即可食之。

食疗功效 本粥具有清热解暑、利尿消肿之功效。适用于热毒炽盛、咽喉肿痛、风热眼疾、小便短赤等病症。

名医提醒

　　黄瓜是糖尿病患者首选的食品之一。每天1根，可以生吃也可以煮熟了吃，或者做汤。由于黄瓜含有维生素C氧化酶，生吃时会把维生素C破坏掉，最好是熟吃，或者在两餐之间生吃，以免造成其他蔬菜、水果等食物中的维生素C被破坏。另外，生吃前一定要将黄瓜洗净，以免引起肠道疾病。黄瓜性凉，胃寒者多食易腹痛；老年慢性支气管炎患者发作期忌食。高血压患者、肥胖者，有肝病、心血管病、肠胃病的人都不要吃腌黄瓜。因为黄瓜一旦经过腌制，含有单宁酸，常吃腌黄瓜，可以升高血压。

萝卜
——保健圣品

无毒，化积滞，解酒毒，散瘀血。

——《本草纲目》

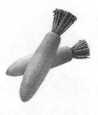

营养成分

　　萝卜的营养丰富，含有蛋白质、脂肪、膳食纤维、葡萄糖、蔗糖、果糖、各种维生素和微量元素。萝卜含有能诱导人体自身产生干扰素的多种微量元素。白萝卜富含维生素C，而维生素C为抗氧化剂，能抑制黑色素合成，阻止脂肪氧化，防止脂肪沉积。白萝卜中含有大量的植物蛋白、维生素C和叶酸，进入人体后可清洁血液和皮肤，同时还能降低胆固醇，有利于维持血管弹性。

养生功效

　　中医学认为，萝卜可以"利五脏，轻身益气，令人肌肉白净"。它还是一味中药，其性凉、味辛甘，可消积滞、化痰清热、下气宽中、解毒。萝卜是含有淀粉酶的蔬菜，生吃能健胃、助消化。

　　1. 帮助消化　萝卜中含有芥子油，其辛辣之味源于此油。由于辛辣，不仅可以解肉类油腻，还可以刺激胃肠蠕动、消胀顺气、帮助消化、增加食欲。

日本科学家指出，萝卜的辣味源自硫氰化物，它具有保护胃黏膜的功效，而萝卜越靠近根的部位含有这种物质越多。萝卜还含有糖化酶，能够分解食物中的淀粉等，使人体所进食物能够充分地吸收利用。

2. **防癌抗癌** 萝卜含有大量的维生素 A 和维生素 C，它是保持细胞间质的必需物质，起到抑制癌细胞生长的作用。美国及日本医学界报道，萝卜中的维生素 A 可使已经形成的癌细胞重新转化为正常细胞。萝卜含有一种糖化酵素，能分解食物中的亚硝胺，可大大减少该物质的致癌作用。萝卜中有较多的木质素，能使体内的巨噬细胞吞吃癌细胞的活力提高 2～4 倍。现代研究证实，萝卜的提取物能激活机体杀癌细胞的活性，从而抑制恶性肿瘤的生长，尤其对食管癌、胃癌、宫颈癌的抑制效果明显。

3. **降脂降压** 萝卜能促进胆汁的分泌，胆汁分泌旺盛，脂肪则消化充分，这样不仅能降血脂、降血压，而且还能起到减肥轻身的作用。老年人常吃萝卜可以降低血脂、软化血管、稳定血压，遏制动脉硬化，控制冠心病的发展，因此萝卜被认为是长寿的最佳食品。

养生美食

炖白萝卜

原料 白萝卜 1 根，枸杞子、小番茄各 50 克，蜂蜜适量。

制用法 白萝卜去皮切段，在中间挖出少量萝卜肉，做成竹筒状，再切一萝卜圆厚片作为盖。将蜂蜜倒入白萝卜挖空处。将放入蜂蜜的白萝卜隔水炖约 1 小时，盛盘，点缀上枸杞子、小番茄即成。

食疗功效 此菜具有润肺、止咳、化痰之功效，适合慢性支气管炎、咳嗽、咽干、痰中带血者食用。

白萝卜煲羊腩

原料 大白萝卜 500 克，羊腩 400 克，生姜 80 克，调味料适量。

制用法 将大白萝卜和生姜洗干净，分别去皮；白萝卜切成块状，生姜切片备用；羊腩用清水洗干净，切成块状备用。瓦煲内加入全部食料和适量清水，先用大火烧至水开，然后放入各种调味料，改用中火继续煲 3 小时左右，加入少许食盐调味，即可食用。

食疗功效 此菜具有补中益气、健脾消食等功效，也可预防皮肤干燥、皲裂、冻疮等。

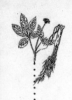

双银汤

原料 萝卜1根，银耳150克，鸭汤适量。

制用法 将萝卜切丝，银耳分成瓣儿，放入清淡的鸭汤中小火清炖，注意时间不要过长。

食疗功效 白萝卜可以清热祛痰，银耳可以补肺气，鸭汤性温，三者结合在一起，是老少皆宜的佳品。适用于有"气管炎"病史及整日口干舌燥，易上火的人。

名医提醒

在给孩子吃萝卜的时候，最好能竖着剖开，这样，萝卜的头、腰、尾都均衡。如果幼儿很怕辣，可以剥掉萝卜皮，将萝卜切丝、切片蘸糖，或是做成蘸醋萝卜、萝卜骨头煲等。萝卜为寒凉蔬菜，脾胃虚寒者不宜多食。胃及十二指肠溃疡、慢性胃炎、先兆流产、子宫脱垂、单纯甲状腺肿等患者忌食萝卜。白萝卜、胡萝卜不能共煮同吃。不宜与橘子、梨、苹果、葡萄等水果同食，萝卜、人参不能同时食用。

香菇
——菇中之王

益气不饥，治风破血，化痰理气，益味助食，理小便不禁。
——《本草纲目》

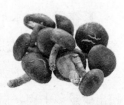

营养成分

香菇具有高蛋白、低脂肪、多糖、多种氨基酸和多种维生素的营养特点，营养丰富，是传统的"八大山珍"之一。香菇老幼皆宜，又有药效之功，是益寿延年的上品，备受人们青睐。香菇富含谷氨酸及一般食品中罕见的伞菌氨酸、口蘑酸及鹅氨酸等，故味道特别鲜美。

养生功效

中医学认为，香菇性平、味甘，入肝、胃经。具有补肝肾、健脾胃、益气血、益智安神、美容养颜之功效。还可化痰理气、益胃和中、解毒、抗肿瘤、托痘疹。香菇特别适合抵抗力低下者、高血脂患者、高血压患者、动脉硬化患者、糖尿病患者、癌症患者、肾炎患者食用。常食还能美容护肤，强身健体，益寿延年。

1. **健脑增智**　我国古代学者早已发现香菇类食品有提高脑细胞功能的作用，在《神农本草经》中有饵菌类可以"增智慧"、"益智开心"的记载。现代医学认为，香菇的增智作用在于含有丰富的精氨酸和赖氨酸，常吃可健脑益智。

2. **增强免疫力**　现代医学研究证明，香菇中含有干扰素诱生剂，可以诱导体内干扰素的产生，具有防治流感的作用。据研究人员调查发现，长期种植和经销香菇的人，患感冒的次数相对比较少。据说，住在波希米亚深山里的樵夫，由于经常吃野生香菇，从来未患过感冒。研究发现香菇能增强人体免疫机能，甚至能降低接受器官移植手术的患者产生排异反应的危险。

3. **降脂作用**　香菇含有丰富的食物纤维、各种核酸类物质，对胆固醇有溶解作用，能控制胆固醇的增加，防止动脉硬化。香菇中的香菇素，虽不能为人体吸收，但具有抑制机体吸收胆固醇的作用。实验证明，当人吃进动物性脂肪后，若同时吃香菇，胆固醇会下降，而不影响脂肪消化。

养生美食

香菇蒸鲤鱼

原　料　鲤鱼1尾，冬笋、香菇各100克，火腿50克，调料适量。

制用法　鱼去鳞及内脏，洗净；冬笋、火腿肉切薄片，香菇切丁，一起放入鱼腹中，并加各种调料，蒸熟食用。

食疗功效　此肴具有消肿利水，健脾益气的功效。可辅助治疗脾虚湿肿、体弱倦怠等病症。

香菇扒菜心

原　料　油菜500克，水发香菇100克，调料适量。

制用法　油菜心洗净沥干，放入加有少量盐的开水中氽烫至熟，捞出过凉，沥干，摆盘中；水发香菇洗净，抹干水分。油锅烧热，香菇煎香，加盐、高汤各适量，蚝油、酱油各一大匙，白糖一小匙，小火烧15分钟。待汤汁快收干时，用湿淀粉勾芡，淋芝麻油，炒匀，盛油菜心上即可。

食疗功效 此肴具有润肠通便、健脾益气的功效，可辅助治疗便秘、食欲不振等。

玉米香菇排骨汤

原料 排骨500克，玉米2个，香菇5朵，盐适量。

制用法 排骨烫去血水，玉米切段，香菇泡软去蒂。水煮排骨、玉米、香菇，大火转文火，慢慢煨炖约1小时，撒盐即可。

食疗功效 此汤具有明目解热之效。

名医提醒

发好的香菇要放在冰箱里冷藏才不会损失营养。把香菇泡在水里，用筷子轻轻敲打，泥沙就会掉入水中。如果香菇比较干净，则只要用清水冲净即可，这样可以保存香菇的鲜味。香菇性属黏滞，故脾胃有寒、中焦湿滞者，则当慎服；香菇含有丰富的钙、磷、铁、钾等微量元素，因此，患有严重肾功能减退及尿毒症患者都不能吃香菇。

莲藕

——御膳贡品

清净济用，群美兼得……禀清芳之气，得稼穑之味，乃脾之果也。

——《本草纲目》

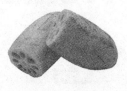

营养成分

莲藕既可当水果，又可作佳肴，生啖熟食两相宜。莲藕的维生素C含量丰富（每100克中含40～50毫克），还含有多酚类化合物、过氧化物酶，能把人体内的"垃圾"打扫得一干二净。莲藕中含有比较丰富的优质蛋白质（约2%），其氨基酸构成与人体的需求接近，生物学价值高。此外，莲藕还富含膳食纤维（2%左右），钙、磷含量也较丰富（每500克中含钙为89毫克，磷285毫克）。

养生功效

中医学认为，生藕性寒，甘凉入胃，可消瘀凉血、清烦热、止呕渴，适用于烦渴、酒醉、鼻出血、咳血、吐血等症。妇女产后忌食生冷，惟独不忌藕，就是因为藕有很好的消瘀作用。不过，由于藕性偏凉，故产妇不宜过早食用。一般产后1～2周后再吃藕为宜。

1. **补血作用**　在根茎类食物中，莲藕含铁量较高，故对缺铁性贫血的患者颇为适宜。莲藕的含糖量不高，又含有大量的维生素 C 和膳食纤维，对于患有肝病、便秘、糖尿病等虚弱之症的人都十分有益。

2. **止血作用**　莲藕含有丰富的维生素 K，具有收缩血管和止血的作用。对于吐血、鼻出血、尿血、便血的人以及产妇极为适合。

3. **消暑清热**　莲藕还可以消暑清热，是夏季良好的祛暑食物。熟藕性味由凉变温，补心生血、健脾开胃、滋养强壮；煮汤饮能利小便、清热润肺，并且有"活血而不破血，止血而不滞血"的特点。

养生美食

莲藕甘蔗汁

原料　莲藕、甘蔗各200克。

制用法　将莲藕洗净，刮去皮，切成薄片；将甘蔗去皮，洗净，切成细条。将莲藕、甘蔗一同放入榨汁机中，待汁液完全榨出后，倒入准备好的玻璃杯中。往混合汁液中兑入适量的白开水饮用，以补充人体所需水分，同时避免过甜。

食疗功效　此汁具有生津、润燥、止渴的功效。适宜热病后津液不足、口干舌燥、心烦口渴者饮用，而且夏季可当清热解暑的饮料饮用。

鲜藕饮

原料　鲜藕500克，僵蚕7个，红糖120克。

制用法　水煎即可，连汤服下。

食疗功效　此方具有凉血止血、祛瘀生新、清热泻火的功效，可用于便血、尿血、痔疮、肛裂等症的食疗。

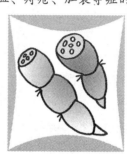

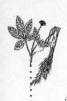

名医提醒

　　不同部位的莲藕其口感亦不同，莲藕顶部的第一节称为荷花头，特别爽脆嫩口，适合生吃，维生素含量高、纤维含量低；第二节和第三节的较老，最好用作熟食；其余各节肉质太粗，只宜作煲汤之用。生食选嫩莲藕，洗净去皮、切薄片。在开水中焯过，立即过凉，配精盐、味精、陈醋、白糖、姜丝，淋花椒油或芝麻油即成。一般建议每周吃3次莲藕，晚餐吃效果最好；莲藕与排骨熬汤，食用后能保证睡眠品质。

空心菜
——洁齿润肤

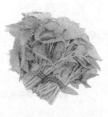

味甘，性平，无毒，解胡蔓草毒。

——《本草纲目》

营养成分

　　空心菜营养丰富，含蛋白质、脂肪、糖类、叶酸、膳食纤维、维生素 A、胡萝卜素、维生素 B_1、维生素 B_2、维生素 B_3、维生素 C、维生素 E，还富含矿物质钙、磷、钾、钠、碘、镁、铁、锌、铜、锰等。空心菜的嫩茎中，蛋白质含量比番茄高2倍多，钙含量比番茄高9倍多，并含有较多的胡萝卜素。

养生功效

　　中医学认为，空心菜性凉，味甘、淡，归肝、心、大肠、小肠经。空心菜能清热解毒，润肠通便，凉血止血，利尿消肿，和胃行气，解野菌、毒菇等食物毒。主治鼻衄、口臭、便秘、小便不利、尿血、淋浊、痔疮、夏季热、痈肿、带状疱疹、白带、蛇虫咬伤、龋齿痛等，同时适宜于糖尿病、高脂血症患者食用。现代医学认为，空心菜的菜汁对金黄色葡萄球菌、链球菌等都有抑制作用，可预防感染，夏季常吃可以防暑解热、凉血排毒、防治痢疾。

　　1. 增强体质、洁齿润肤　空心菜中含有丰富的维生素 C 和胡萝卜素，其维生素含量高于大白菜，这些物质有助于增强体质，防病抗病。此外，空心菜中的叶绿素有"绿色精灵"之称，可洁齿防龋除口臭，润泽皮肤，堪称美容佳品。在空心菜的嫩梢中，钙含量比番茄高 12 倍多。

2. **通便解毒**　空心菜中粗纤维素的含量较丰富，由纤维素、半纤维素、木质素、胶浆及果胶等组成，具有促进肠蠕动、通便解毒作用；其所含果胶能使体内有毒物质加速排泄。

3. **降低血糖**　紫色空心菜中含有一种胰岛素样成分，能降低血糖，因而可作为糖尿病患者食疗的蔬菜。

养生美食

肉末空心菜

原　料　空心菜 500 克，猪肉馅 200 克，泡椒、姜、蒜、调料各适量。

制用法　空心菜洗净切段，过油后捞出沥干；泡椒切段。热油锅炒散猪肉馅，放入泡椒、姜、蒜煸炒至汁香，加水、盐、酱油、空心菜，以小火烧至汤汁快收干，放鸡精调味，撒入葱末、淋入芝麻油即可。

食疗功效　此菜营养丰富，有增加食欲、促进肠蠕动、通便解毒的作用。

凉拌空心菜

原　料　空心菜 300 克，蒜、白糖、盐、味精、芝麻油各适量。

制用法　将空心菜洗净，切成段；蒜洗净，切成末。水烧开，放入空心菜，略烫后捞出沥干，将蒜末、白糖、盐、味精和少量水调匀后，浇入热芝麻油，将调味汁和空心菜拌匀即可。

食疗功效　此菜入口细嫩，蒜香浓郁。有清热解毒，利尿通便之功效。

名医提醒

空心菜既可以生吃，也可以熟食、荤素俱佳。生吃前可用开水先焯一下，然后加入芝麻油、醋、酱油、味精、食盐凉拌，亦可做泡菜。熟吃时可与猪肉丝同炒，味道较好，与猪肉同煮可使肉质鲜嫩；也可做汤或下面条食用。烹饪时宜旺火快炒，避免营养流失。

第三节

常见五谷杂粮食补妙用

玉 米
——黄金作物

气味甘、平，无毒，调中开胃。
——《本草纲目》

营养成分

玉米含有脂肪、卵磷脂、谷物醇、维生素 E、胡萝卜素、核黄素、B 族维生素 7 种营养保健物质，所含的脂肪中 50% 以上是亚油酸。玉米中的维生素含量非常高，是稻米、小麦的 5～10 倍。在所有主食中，玉米的营养保健价值最高。玉米中含有的维生素 B_2 等物质，对人体十分有益。值得注意的是，特种玉米的营养价值要高于普通玉米，鲜玉米的水分、活性物、维生素等各种营养成分也比老玉米高得多。

养生功效

玉米性平、味甘，归胃、肾经。具有健脾利湿、开胃益智、宁心活血、利尿、利胆、止血、降血压、降血脂等作用，适用于水肿、脚气病、小便不利、腹泻、动脉粥样硬化、冠心病患者食用。

1. **润肠通便** 玉米中的膳食纤维含量很高，具有刺激胃肠蠕动、加速粪便排泄的特性，可防治便秘、肠炎、肠癌等。

2. 抗癌防癌 玉米中的营养元素硒和镁，具有防癌抗癌作用。硒能加速体内过氧化物的分解，使恶性肿瘤得不到氧的供应而生长受到抑制；镁能抑制癌细胞的发展，促使体内代谢废物排出。

3. 降脂降压 玉米中含有不饱和脂肪酸，尤其是亚油酸的含量高达60%以上，与玉米胚芽中的维生素 E 有协同作用，可促进血液循环，降低人体血液中胆固醇的含量，预防高血压、冠心病的发生。中美洲印第安人不易患高血压，与他们以玉米为主食有关。

养生美食

排骨玉米

原　料 排骨、豆角、蘑菇、玉米棒及调味料各适量。

制用法 玉米棒切厚片，排骨、豆角、蘑菇分别放入沸水中汆烫。油锅烧热，放入糖，炒至红亮后放入排骨，快速翻炒，排骨发红时加水炖煮，并加入葱、姜。排骨炖至八成熟后，投入蘑菇块、玉米块、豆角等，同煮至肉烂。最后加入盐、酱油、胡椒粉、味精等调味即可。

食疗功效 有健脾养胃、补气养血的功效。适用于病后体虚、贫血者服用。

黑芝麻双米粥

原　料 小米50克，黑芝麻10克，鹌鹑蛋3个，玉米粒、冰糖适量。

制用法 小米洗净后，放入清水中浸泡；黑芝麻研成芝麻粉，鹌鹑蛋煮熟去壳，备用。锅中加适量清水，大火煮开，加小米、黑芝麻粉和玉米粒，再次煮开后，改小火煮熟，投入冰糖，待糖化开后，放入鹌鹑蛋即可。

食疗功效 有润肠通便的功效，适合便秘者食用。

红薯米粥

原　料 红薯250克，玉米200克，白糖适量。

制用法 加水，煮至红薯软烂、玉米开花，汤稠为度。

食疗功效 此粥强健脾胃，补中益气。对夜盲症、大便带血、便秘、温热黄疸等症有良好的食疗作用。

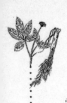

名医提醒

玉米的营养成分很高，但美中之不足的是营养成分不够完善。如玉米所含蛋白质中缺乏色氨酸，长期食用玉米易发生癞皮病，以玉米为主食的地区应配上豆类、蔬菜、牛奶、羊奶，即可获得完全蛋白质。因为玉米粒的外壳比较粗硬，咀嚼起来粗糙涩口，如果粗粮细做，口感会好一些。吃玉米时应把玉米粒的胚尖全部吃进，因为玉米的许多营养都集中在这里。

糯米
——脾之果

糯稻，南方水田多种之，其性黏，可以酿酒，可以为粢，可以蒸糕，可以熬汤，可以炒食，其类多也。

——《本草纲目》

营养成分

糯米的主要成分是糖类、蛋白质、膳食纤维，富含人体所需的钙、磷、钾、镁等微量元素，往往因产地地质条件的差异而有所不同。

养生功效

糯米性平、味甘，归脾、胃、肺经。能温补脾胃，补益中气，对脾胃虚寒、食欲不佳、腹胀腹泻有一定的缓解作用。故古语有"糯米粥为温养胃气妙品"之称。

1. **滋补脾胃** 糯米是一种温和的滋补品，适用于脾胃虚寒导致的反胃、食欲下降、泄泻和气虚引起的虚汗、气短无力、妊娠腹坠胀等症。糯米性温和，可以止口渴，健脾胃，被人们誉为"脾之果"；能温暖脾胃、补益中气。经常食用，不仅营养滋补，容易消化吸收，且可养胃益气，补脾益肺，温暖五脏，强壮身体。

2. **防病强身** 糯米还有一定的收涩作用，对尿频、自汗有较好的食疗效果，经常食用，既可防病，又能强身。

3. **延年益寿** 将糯米、杜仲、黄芪、枸杞子、当归等酿成"杜仲糯米酒"，饮之有补气提神、美容益寿、舒筋活血的功效。还有一种叫"天麻糯米酒"，是用天麻、党参等配糯米精制而成，具有补脑益智、护发明目、活血行气、延年益寿的作用。

养生美食

糯米百合粥

原料 糯米、百合、莲子、白糖、蜂蜜各适量。

制用法 将糯米、百合、莲子洗净，锅内加适量清水，烧到半开时，倒入所有原料，大火煮沸后，调至小火慢慢熬制，待粥熟时加入适量白糖、蜂蜜，搅拌均匀即可。

食疗功效 适合于体质虚弱、头晕目眩、面色萎黄、少气乏力者食用。

糯米山药散

原料 糯米、山药、白糖、胡椒粉各适量。

制用法 糯米用水浸一夜后沥干，小火炒熟，磨筛；山药研末。糯米与山药拌匀，调以白糖、胡椒粉。每日清晨以滚汤调食。

食疗功效 用于久泄食减，有很好的滋补功效。

红花糯米粥

原料 糯米100克，红花、当归、丹参各适量。

制用法 先将红花、当归、丹参煎药，去渣取汁，再放入糯米煮成粥。

食疗功效 适合月经不调兼有血虚、血瘀者食用。

第二章 食补养生，最实用的食补知识

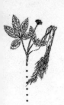

小米
——粮中精品

主养肾气，去胃脾中热，益气。

——《名医别录》

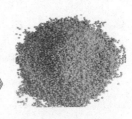

营养成分

小米无需精制，因此保存了大量的维生素和矿物质。小米营养丰富，含有丰富的脂肪、糖类、维生素 E、维生素 B_{12}，钾、铁的含量也较高。小米和大米相比，营养优势十分突出。小米含有丰富的脂肪，为大米的 7.8 倍，且主要为不饱和脂肪酸；含有大量维生素 E，为大米的 4.8 倍；膳食纤维含量丰富，为大米的 4 倍；且钾的含量高、钠的含量低，钾钠比例：大米为 9∶1，而小米为 66∶1。经常吃小米，对高血压患者有益；小米含铁量高，为大米的 4.8 倍；含磷丰富，为大米的 2.3 倍，这也是小米能补血、健脑的原因。

养生功效

小米不仅营养丰富，而且具有医疗价值。小米性微寒、味甘，无毒，归胃经。中医学认为，小米滋养肾气、和胃安眠、补虚损、除热解毒，适用于脾胃虚热、反胃呕吐、腹泻及产后、病后体虚者。在购买小米时，要注意其是否染色。辨别色素小米首先从色泽上看，染色后的小米色泽深黄，缺乏光泽，看上去色泽不均匀；其次，染色后的小米闻起来没有香气，甚至还略带有色素气味。也可以拿出来一点小米弄湿，看其是否褪色。

1. **健胃消食** 小米中含有丰富的维生素 B_{12}，能预防消化不良及口角生疮。《随息居饮食谱》中记载，以粟米与粳米煲粥，能健脾胃，此法尤其适合于老年人。小米与薏苡仁同煲粥，能利小便、健运肠胃，暑期小儿极宜常饮。

2. **降压安神** 小米中富含糖类，能缓解精神紧张、压力过大和疲惫乏力，有效防止血管硬化。如果每周吃 2～3 次小米粥、小米饭，可以降压安神，睡前食用小米粥，坚持 1 个月左右，失眠会彻底消失。

3. **滋阴养血** 小米富含铁、钾等营养元素，具有滋阴养血的功效，可以使产妇虚寒的体质得到调养，帮助她们恢复体力。在国内的许多地区，至今还保持着产妇在产后需喝1个月小米粥加红糖的习惯。

养生美食

龙眼小米板栗粥

原料 小米、玉米、龙眼、板栗、红糖各适量。

制用法 把小米、玉米分别淘洗干净，放入清水中浸泡30分钟；龙眼、板栗去壳取肉，洗净备用。将小米、玉米、龙眼、板栗一同放入锅中，加入清水，大火烧开后，转小火熬煮成粥，调入红糖即成。

食疗功效 该粥口感爽滑，有益肝补肾、养心健脑的功效。

名医提醒

小米中蛋白质的营养价值并不比大米高，所含的赖氨酸过低，而亮氨酸又过高，所以食用时应注意与其他谷物搭配，避免营养不良。与大豆或肉类食物混合食用尤佳，与粳米同食可发挥互补作用，提高其营养价值。小米的食用方法以煮粥为佳，蒸饭次之，还可以做成小米锅巴。中医学认为，小米粥表面漂浮的一层形如油膏的黏稠物为"米油"，营养极为丰富。

黑米

——长寿米

滋阴补肾，健脾暖肝，明目活血，开胃益中。

——《本草纲目》

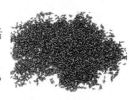

营养成分

黑米含有人体必需的18种氨基酸、维生素 B_1、维生素 B_2、维生素 B_4 和维生素 C、维生素 D，以及铁、锌、钙、磷、钼、硒等微量元素。黑米中所含蛋白质比大米多，锰、锌、铜等矿物质含量比大米高 1～3 倍；更含有大米中所缺乏的维生素 C、叶绿素、花青素、胡萝卜素、强心甙等特殊成分，因此黑米比普通大米更具有营养价值。

养生功效

黑米的药用价值很高。明代李时珍的《本草纲目》记载，黑米具有"滋阴补肾、健脾暖肝、明目活血、开胃益中"的功效。现代医学研究证明，黑米的确是一种理想的天然滋补佳品。对于关节炎、风湿病、哮喘、贫血、神经衰弱、妇女产后体虚等，均有较好的食疗功效。

1. **抗癌防癌**　黑米中的蛋白质、氨基酸含量较多，还含有多种维生素及铁、硒等微量元素，其中，硒具有抗癌防癌的功效。

2. **开胃益中**　黑米的营养价值非常高，是不可多得的滋补佳品，常吃可开胃益中、滑涩补精、滋阴补肾、补胃暖肝、明目活血，对头晕目眩、贫血、白发、眼疾、腰腿酸软等均有较好的食疗功效。少年白发、女性产后虚弱、病后体虚、贫血、肾虚者，可以经常食用。

养生美食

黑米双豆糕

原料　黑米、糯米各 50 克，红豆、绿豆各 30 克，桂花、白糖各少许。

制用法　黑米浸泡一夜，红豆、绿豆也放入清水中浸泡。黑米、糯米一同放入电饭煲里煮；红豆、绿豆投入清水锅中煮至八成熟（不要煮烂，无硬心即可）。待电饭煲转至保温档时，将红豆、绿豆加入拌匀，加少量水，再次按下煮饭键，煮熟后保温一会儿，加入少许桂花、白糖，搅拌均匀后，放入摊了保鲜膜的饭盒，压实，放冰箱冷却后脱膜切块即可。

食疗功效　此糕点有健脾开胃、养肝明目、养血活血的功效。

黑米阿胶粥

原料　黑米、糯米各 50 克，阿胶 6 克。

制用法　先将黑米、糯米煮粥，待粥将熟时，放入捣碎的阿胶，边煮边搅匀，稍煮沸即可。

食疗功效　具有养血止血、安胎、益肺的功效。

党参山楂黑米粥

原料　黑米 100 克，山楂、党参各 5 克。

很灵的食疗食补食养治病一本通

制用法 把党参洗净，切片；山楂洗净，去核切片；黑米淘洗干净。把黑米放锅内，加入山楂、党参，加水800毫升。把锅置大火上烧沸，用小火煮约50分钟即成。

食疗功效 此粥有补气血、降血压的功效。

名医提醒

黑米营养丰富，老少皆宜。黑米宜配上芝麻、白果、银耳、核桃、红枣、冰糖、莲子等煮成八宝粥，对头昏、眩晕、贫血、白发、眼疾、咳嗽等症疗效特别显著。不宜食用未煮烂的黑米，主要是因为没有煮烂的黑米不容易被胃酸和消化酶分解消化，会引起急性肠胃炎及消化不良；火盛热燥者更要忌食黑米。

黄豆

——田中之肉

主宽中下气，利于调养大肠，消水胀肿毒。

——《本草纲目》

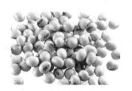

营养成分

黄豆的蛋白质含量高、质量优。蛋白质含量高达35%～40%，是猪瘦肉的2倍，鸡蛋的3倍，牛奶的2倍。黄豆含有丰富的优质脂肪，其含量为16%～24%，其中油酸占32%～36%，亚油酸占51%～57%，亚麻酸占2%，磷脂约为1.6%，这些成分对于健康而言都是十分有利的。黄豆中还含有极其丰富的营养要素，含8种氨基酸及钙、磷、铁、锌等重要微量元素，其中还含有黄酮类化合物和植物激素。

养生功效

黄豆性平、味甘、归脾、胃经。具有健脾宽中、益气养血、润燥消水、通便解毒的功效，适用于治疗脾气虚弱、消化不良、疳积泻痢、腹胀赢瘦、妊娠中毒、疮痈肿毒、外伤出血等病症。黄豆煮汤，可补脾益气，清热解毒；制成豆浆，可促进消化吸收，能清利大小便，解热润肺，宽中下气，辅助治疗胃中积热、水胀肿毒、小便不利。

1. **抗癌防癌** 黄豆中富含皂角苷、蛋白酶抑制剂、异黄酮、钼、硒等抗癌成分，对乳腺癌、前列腺癌、皮肤癌、肠癌、食管癌有抑制作用。这就是经常食用黄豆及其制品的人很少患癌症的原因。

2. **促进骨骼生长** 黄豆中的优质蛋白质在短期内能增加骨密度，使骨骼健壮。黄豆中的多肽可促进人体消化道内钙等矿物质的吸收，进而促进儿童骨骼和牙齿的成长发育，并能预防和改善中老年人的骨质疏松。

3. **清热通便** 黄豆中富含膳食纤维，既能及时清除肠道中的有害物质，保持大便通畅，又能调节体内热能，维护血糖平衡，并可增强绝经期妇女阴道细胞的活力，促进老年妇女的健康。黄豆中的膳食纤维还可缩短食物通过肠道的时间。

养生美食

黄豆炖鳝鱼

原料 鳝鱼 200 克，黄豆 50 克，盐、料酒、葱各少许。

制用法 鳝鱼处理干净，切段，开水汆烫后与适量的黄豆、盐、料酒、葱及清水一起放入锅中，大火煮开后，改小火炖至鱼肉熟烂，出锅前淋入香油即可。

食疗功效 该菜品具有补脑健身、调节血糖、保护视力的功效。

豆浆炖羊肉

原料 羊肉 200 克，山药 150 克，豆浆 500 毫升，油、盐、姜各适量。

制用法 将羊肉洗净，剁成块，与山药、豆浆、油、盐、姜一起放入锅中炖 2 小时即可。

食疗功效 有滋阴补血、调节内分泌、改善更年期症状、延缓衰老的作用。

黄豆猪排汤

原料 猪排骨 3 块，黄豆、大枣、黄芪、通草、生姜、盐各适量。

制用法 将猪排骨洗净，剁成块；黄豆、大枣、生姜洗净；黄芪、通草洗净，用纱布包好，制成药包。锅内加水，用中火烧开，放入排骨、黄豆、大枣、生姜和药包，用小火煮2小时，拣去药包，加盐调味即成。

食疗功效 此菜益气养血，通经活络。适宜于气血虚弱所致乳房干瘪的女性食用。

名医提醒

黄豆是更年期女性、糖尿病及心脑血管疾病患者的理想食品，也适合脑力劳动者和减肥者食用。由于黄豆缺少一种必需氨基酸——蛋氨酸，所以烹调黄豆对应搭配鱼、鸡蛋、海带、排骨等，可以提高黄豆中蛋白质的利用率，而且味道更加鲜美。

红豆

——心之谷

辟温疫，治产难，下胞衣，通乳汁。

——《本草纲目》

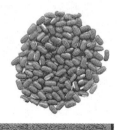

营养成分

红豆是高蛋白、低脂肪、高营养的优质豆类食品之一，是人们生活中不可缺少的多功能保健食品。红豆富含蛋白质、脂肪、糖类、钙、磷、铁、维生素 B_1、维生素 B_2、烟酸、膳食纤维，还含有铜、皂甙等。

养生功效

红豆性平，味甘、酸；归心、小肠、肾、膀胱经。具有利水除湿、退黄消肿、解毒排脓的作用。可治疗水肿腹胀、脚气疮肿、恶血不尽、产后恶露不净、妇女月经淋漓不尽、痔疮出血、肠痈腹痛、湿热黄疸、热毒痈肿、畜肉中毒、丹毒、肋颊肿痈、风疹。

1. **利尿解毒** 红豆中含有较多的皂甙物质，这种物质可以刺激人体肠道，有非常好的利尿和解毒作用。因此，对心脏性水肿、肾性水肿有很好的辅助治疗作用。

2. **治脚气** 红豆含有极其丰富的维生素 B_1。脚肿饮红豆汤，小便沛然而下，比吃药更有益。对于普通脚气病，能在短期内治愈；如果肿胀到达腰部以上，胸腹满闷、呼吸不畅，可能已有了脚气冲心的症候，则应赶紧就医诊治。

3. **治肤肿** 凡肌肤发生肿胀，如痄腮（即流行性腮腺炎）、赤游丹（即小儿丹毒）、流火（即游走性丹毒）、大头瘟（即急性丹毒）等，初起时不知其为何种症候（就是俗称的无名肿毒），可用红豆研粉，以温水调和敷在肿硬部分，经过一夜即可减退。古方中的"消肿散"，就是用红豆粉做成的。

养生美食

莲子百合红豆沙

原 料 红豆200克，莲子60克，百合50克，糖适量。

制用法 洗净红豆、莲子、百合，清水泡浸2小时。煮开水，把红豆（和浸豆水）、莲子、百合放入锅中，煮开后用中小火煲约2小时，最后再用大火煲半小时左右，直至红豆起沙、汤汁适量，就可以加糖调味，甜度根据各人所好调配。

食疗功效 有清心养神、健脾益肾、护肤养颜的功效。

红豆荸荠煲乌鸡

原 料 红豆50克，净乌鸡半只，红枣、荸荠各30克，姜、胡椒粉各6克，高汤、料酒各适量。

制用法 将红豆用温水泡透，乌鸡剁成块，荸荠、生姜去皮切片，葱切段。锅内烧水，待水开时，投入乌鸡，用中火煮3分钟，捞起冲净。将红豆、乌鸡块、红枣、荸荠、生姜放入砂锅，再注入高汤、料酒、胡椒粉。加盖，用中火煲开，再改小火煲约2小时，调入盐、味精，继续煲15分钟，最后撒上葱段即可。

食疗功效 有健脾益胃、利尿消肿、补虚补血的功效。适合脾胃不和、月经不调者食用。

红豆鲤鱼汤

原 料 红豆100克，鲤鱼1条，调料适量。

制用法 红豆洗净，用水泡透；鲤鱼去内脏，洗净，切块。锅烧热放入鲤鱼略煎，投入红豆、调料，加水煮熟，饮汤食肉。

食疗功效 用于脚气水肿，大腹水肿，也用于肝硬化腹水、肾炎水肿、营养不良性水肿。

名医提醒

　　每餐食用红豆30克。宜与其他谷类食品混合食用，一般制成豆沙包、豆饭或豆粥，这些都是科学的食用方法。水肿、哺乳期妇女适合食用。肥胖人宜多食。红豆利尿，故尿频的人应少吃。被蛇咬伤2～3个月内忌食红豆。红豆不宜与羊肉同食。

黑豆

——乌发明目

令人长肌肤，益颜色，填筋骨，加力气，乃补虚之神秘验方也。

——《本草纲目》

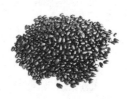

营养成分

　　天然食品的功效和营养价值与它们的颜色息息相关，其排列的次序为：黑色、红色、黄色、白色。现代科学的饮食观点为"食以黑为佳"。以黑豆为例，其入药保健之效就高于黄豆，突出的优点是蛋白质含量高、质量好，还含有丰富的不饱和脂肪酸、钙、磷、铁及胡萝卜素、B族维生素大豆黄酮、大豆皂醇、叶酸、亚叶酸、维生素 B_2 等。食用黑豆食品对健康十分有益。黑豆酿造的豆豉，含有大量能溶解血栓的尿激酶，也含少量 B 族维生素和抗菌素。

养生功效

　　黑豆性平、味甘，归脾、肾经。富含蛋白质、脂肪、糖类、钙及其他微量元素，有活血、利水、祛风、清热解毒、滋养健血、补虚乌发的功能。古人认为，黑豆外形像肾，为肾之谷，而黑豆与肾色同，其补肾养肾的作用在豆类中自然首屈一指，故经常食用黑豆可延年益寿，特别适合肾虚者食用。

现代研究证明，黑豆含有大豆皂甙等物质，具有解表清热、滋养止汗作用。

1. 乌发明目 现代医学证明，黑豆富含独特的营养激素，能够减少色素沉积，使肌肤白皙富有弹性；还能改善发质，使头发乌黑密泽，是美容养颜之佳品。

2. 解毒利尿 黑豆衣含果胶、乙酰丙酸和多种糖类，能养血疏风，有解毒利尿、明目益精之功效。黑豆可解百毒，下热气，善解五金、八石、百草诸毒及虫毒。

3. 补肾养血 黑豆常吃既补身又去疾。胆固醇是许多老年性疾病的罪魁祸首，黑豆只含植物固醇，基本不含胆固醇。所以常吃黑豆能软化血管，延缓衰老，尤其对高血压、心脏病、肝脏和动脉疾病大有益处。

养生美食

红枣黑豆炖鲤鱼

原料 鲤鱼1条（约500克），黑豆100克，红枣30克，调料适量。

制用法 将鲤鱼去鳞、鳃、肠脏，洗净；黑豆放锅中炒至豆壳裂开，洗净；红枣去核，洗净。将鲤鱼、黑豆、红枣放入炖盅里，加入适量水，盖好，隔水炖约3小时即成。

食疗功效 此菜对妊娠手足水肿及患有寒冷症、手足冰冷者有效。

狗肉煨黑豆

原料 狗肉250克，黑豆50克，姜、盐、糖、五香粉各适量。

制用法 一起放入锅中。先用大火煮开，后改小火煨熟，肉烂即可。

食疗功效 用于辅助治疗肾虚引起的遗尿、小便频繁。

名医提醒

黑豆可直接煮熟食用，也可将黑豆制成黑豆浆、黑豆腐、黑豆面条、黑豆奶。黑豆用水浸泡，捣碎成糊状，冲汤调服可解毒，外敷可散痈肿。最近比较流行黑豆茶，就是用一定比例的黑豆粉与茶相混合而成。黑豆不可生食，肠胃不好的人食用后会出现胀气；黑豆是强壮滋补食品，不可多食。黑豆不宜炒熟后食用。若炒熟后食用，容易壅气生热，出现心烦急燥、口渴、便秘、溲赤等症状；黑豆不宜与蓖麻子、厚朴同食。

小麦

——防癌谷物

养心气，心病宜食之。

——《本草纲目》

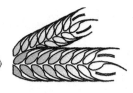

营养成分

小麦的主要成分是糖类、蛋白质、氨基酸、B族维生素，营养价值很高，其中糖类约占75%，蛋白质约占10%，是补充热量和植物蛋白的重要来源。小麦胚芽是小麦中营养价值最高的部分，因含有多种营养物质，被称为"人类天然营养宝库"。小麦胚芽的蛋白质可与鸡蛋相媲美，50克小麦胚芽的蛋白质含量相当于4个鸡蛋。小麦胚芽含有人体必需的8种氨基酸，且比例合理，其所含维生素B_1、维生素B_2、铁、钾的含量远远超过面粉。

养生功效

小麦性凉、味甘。具有除热、止燥渴咽干、利小便、养肝气的功效。用于食疗，北方小麦最好，其性平和，有养心、安神之功效，可治疗烦躁不安、心悸失眠等。平常入药用得最多的是浮小麦。浮小麦是未成熟的嫩麦粒，入水中淘洗时，常飘浮于水面，通常称为"麦鱼"。将浮小麦采摘晒干，即可入药。

1. **静心安神** 面包和点心，尤其是全麦面包是抗忧郁食物，对缓解精神压力、紧张等有一定的功效。进食全麦食品，可以降低血液中的雌激素含量，达到防治乳腺癌的目的。对于更年期妇女，食用未经加工的小麦能够缓解更年期综合征。

2. **美容护肤** 小麦粉（面粉）有嫩肤、除皱、祛斑的功效。法国一家面包厂的工人发现，无论工人年纪多大，手上的皮肤也不松弛，甚至还娇嫩柔软，原因就是他们每天都要揉小麦粉。从小麦胚芽中提取的胚芽油可调节内分泌，恢复皮肤对色素的排泄功能，防止色斑出现；可促进皮肤的新陈代谢，促进老化皮肤更新；抗氧化，减少过氧化脂质生成，增加保湿功能。

3. **抗癌作用** 小麦中的不可溶性膳食纤维可以预防便秘和癌症。小麦胚芽含有一种含硫抗氧化物——谷胱甘肽，在硒元素的参与下生成氧化酶，使体内的化学致癌物质失去毒性，并且可以保护大脑，促进婴幼儿生长发育。

养生美食

甘麦大枣汤

原料 小麦 60 克，甘草、大枣各 20 克。

制用法 上述 3 味煮汤食用。

食疗功效 用于妇人脏燥，喜悲伤欲哭，亦补脾气。

浮麦粥

原料 浮小麦 30 克，生地黄、党参、麦冬、五味子、白芍各 10 克，粳米 50 克，大枣 5 枚。

制用法 将诸药水煎取汁，加入粳米煮为稀粥服食，每日 1 剂，连用 3～5 天。

食疗功效 此粥可以有效调节内分泌系统，起到止汗作用。而且益气养阴，生津敛汗，特别适用于产后出汗异常。

小麦大枣桂圆汤

原料 小麦 50 克，大枣 10 枚，桂圆 5 枚。

制用法 将以上原料调以红糖煮汤食。

食疗功效 用于精神紧张，易出汗。

名医提醒

刚出炉的面包由于还在发酵，不宜马上吃，否则容易得胃病。香喷喷的面包出炉后，存放 2 小时后吃最好。肠胃不好的人吃面包不要过量，因为面包中的酵母消化后，容易产生胃酸。长期食用精面粉会导致脚气病。因为精面粉经过精加工丢失了很多营养素，如维生素 B_1 等。糖尿病患者不宜多吃。

第四节

常见肉蛋类食补妙用

鸡 肉
——济世良药

主下气消积，治疗狂躁，安五脏，调中祛邪，止消渴，利小便，治丹毒。

——《本草纲目》

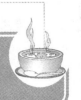

营养成分

　　鸡肉所含的蛋白质，比猪、羊、鸭、鹅肉高 1/3，比牛肉高 33%；所含脂肪比上述肉类低得多，而且所含的不饱和脂肪酸为动物性脂肪之冠。对人体健康非常有益，鸡汤含胶质蛋白、肌肽、肌苷和各种营养成分，不但其味鲜美，易于消化吸收，而且可增强体质和免疫力，是预防疾病的良药。乌鸡肉含有 10 种氨基酸，其中蛋白质、维生素 B_2、维生素 B_3、维生素 E 的含量都很高，而胆固醇和脂肪含量则很少，人们称乌鸡是"黑了心的宝贝"。乌鸡肉中的铁、磷、钙、镁、锌的含量较高，铁和锌的含量更是远远超过其他食品。乌鸡肉中的铁比菠菜中的铁含量高约 10 倍，锌约是大豆的 3.3 倍，甚至比含锌较多的牛肝高 1.2 倍。乌鸡肉中的 DHA、EPA 含量是普通鸡肉的 2 倍以上。

养生功效

　　鸡肉性平，味甘、酸、咸；归脾、胃、肝经。具有温中益气、补虚填精、健脾胃、活血脉、强筋骨的功效。对营养不良、贫血、虚弱、畏寒怕冷、乏力疲劳及月经不调等都有很好的食疗作用。鸡肉含有对人体生长发育有重要作用的磷脂类，是中国人膳食结构中热量和磷脂的重要来源之一。鸡肉蛋白质的含量比例较高、种类多，而且消化率高，很容易被人体吸收利用，有增强体力、强壮身体的作用。

1. **温中安神**　鸡肉富含维持神经系统健康、消除烦躁不安的维生素 B_{12}。所以，晚上睡不好、白天总感觉疲惫的人可多吃点鸡肉。

2. **提高免疫力**　冬季是感冒流行的季节，对健康人而言，多喝些鸡汤可提高自身免疫力，将流感病毒拒之门外。对于那些已被流感病毒感染的患者而言，多喝点鸡汤有助于缓解感冒引起的鼻塞、咳嗽等症状。美国的最新研究表明，鸡汤能帮助人赶走流感，因为它可以将病毒排出体外。

3. **强筋健骨**　食用乌鸡肉可以提高生理机能，延缓衰老，强筋健骨，对防治骨质疏松、佝偻病、女性缺铁性贫血症等有明显功效。

养生美食

归参炖母鸡

原　料　母鸡1只，当归、党参各15克，葱、生姜、盐、料酒各适量。

制用法　将母鸡宰杀，清洗干净。将当归、党参洗净，装入纱布袋内，扎紧袋口，塞入鸡腹内，一同放入砂锅内，加入清水，水量没过鸡身，酌加适量葱、姜、盐和料酒。先用大火煮沸15分钟，再用小火炖约3小时，注意经常加开水。待鸡肉熟烂后停火，捞去药袋。

食疗功效　此菜可用于辅助治疗肝脾血虚、头晕目暗、肢体麻木、饮食减少、大便稀薄、疲乏无力等症。

黄芪乌鸡

原　料　乌鸡1只，黄芪60克，生姜、料酒、盐各适量。

制用法　将乌鸡宰杀，剖洗干净；黄芪洗净，切片，装入纱布袋内，扎紧袋口，塞入鸡腹中，用白线缝合。将鸡放入砂锅内，加入清水，水量没过鸡身，酌加生姜和料酒。先用大火煮沸15分钟，再用小火炖熬约3小时，注意经常加开水，待鸡肉熟烂后停火，加入适量盐。分五六次食用，吃鸡肉喝汤。

食疗功效　此菜适合气血不足、心悸气短、头晕目花、食少、腹泻、消瘦的患者食用。

童子鸡

原料 童子鸡 1 只，桂圆肉 30 克，葱、生姜、盐、料酒各适量。

制用法 将童子鸡宰杀，剖洗干净，鸡腿别在鸡翅下面，放入沸水中氽烫，捞出洗净。将桂圆肉与童子鸡一并放入汤锅内，加清水、葱、姜、盐、料酒，上笼蒸 1 小时左右，以鸡肉熟烂为度。

食疗功效 此菜当菜或点心食用，适合于心脾两虚、面色萎黄、失眠心悸、头昏、健忘、饮食减少者食用。

名医提醒

吃鸡肉时一定要多煮一会儿。禽流感的病毒就像感冒病毒一样，主要由飞沫传染，不论是鸡肉或鸡蛋，只要煮的时间长就可以杀死病毒。鸡肉进补时须注意雌雄两性作用有别：雄性鸡肉，其性属阳，温补作用较强，比较适合阳虚气弱患者食用；雌性鸡肉属阴，比较适合产妇、年老体弱及久病体虚者食用。传统上讲究男用雌鸡，女用雄鸡，以清炖为宜。炖煮时最好不用高压锅，使用砂锅文火慢炖最好。

鸭肉

——养生珍品

补虚，除热，调和脏腑，通利水道，定小儿抽风，解丹毒，止热痢，生肌敛疮。和葱、豆豉同煮，除心中烦热。

——《本草纲目》

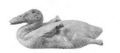

营养成分

鸭肉的营养价值比较高，其中蛋白质含量为 16%～25%，比畜肉含量高得多。其脂肪含量适中，较均匀地分布于全身组织中，而且脂肪酸主要是不饱和脂肪酸和低碳饱和脂肪酸，因此熔点低，非常易于消化吸收。鸭肉中 B 族维生素和维生素 E 含量也比较多。B 族维生素对人体新陈代谢、神经、心脏、消化和视觉的维护都有良好的作用，维生素 E 则有助于人体多余自由基的清除，有抗衰老的作用。鸭肉中丰富的维生素 B_3 是构成人体内两种重要辅酶的成分之一，对心肌梗死等心脏疾病患者有保护作用。同时鸭肉还含有0.8%～1.5%的无机物和较高的钾、铁、铜、锌等微量元素。鸭蛋含有较多的维生素 B_2，是补充 B 族维生素的理想食品之一。同时它也是有护肤、美肤作用的食品。

养生功效

鸭肉性微寒，味甘、咸，归脾、肺、肾经。具有养胃滋阴、利水消肿、清除虚热的功效。用于治疗咳嗽咳痰，咽喉干燥，阴虚阳亢之头晕头痛、水肿、小便不利。适宜于体内有上火的人食用，特别是低热、虚弱、食少、大便干燥者。

1. 养护心脏 鸭肉能保护心脏。有报道称，居住在法国西南部的加斯科尼人，祖祖辈辈习惯用鸭的脂肪代替牛油烹饪菜肴，当地人很少患有心脏病。究其原因，可能是鸭脂肪是类似于橄榄油的食用油，几乎不增加身体胆固醇含量。

2. 消炎抗衰老 鸭肉含 B 族维生素和维生素 E 比较多，B 族维生素是抗脚气病、抗神经炎和抗多种炎症的维生素，在生长期、妊娠期及哺乳期的人比一般人需求量更大。维生素 E 是人体多余自由基的清除剂，在抗衰老过程中起着重要的作用。

养生美食

虫草全鸭

原料 冬虫夏草10克，老公鸭1只，料酒、姜、葱、胡椒粉、盐各适量。

制用法 将鸭宰杀，去内脏，洗净，剁去脚爪，在开水中氽烫后捞出晾凉；冬虫夏草以温水洗净；葱、姜切片。将鸭头顺颈劈开，取冬虫夏草8～10枚，装入鸭头内，再用棉线缠紧。将余下的冬虫夏草与生姜、葱，同装入鸭腹内，放盆里，注入清汤，用盐、胡椒粉、料酒调好味，以湿棉纸密封盘口，上笼蒸约2小时出锅，加味精即成。

食疗功效 常食可补肺肾、益精髓，适合于虚劳咳喘、自汗盗汗、阳痿遗精、腰膝软弱、久虚不复者食用。

白果全鸭

原料 鸭1只，白果50克，调料适量。

制用法 将白果去壳，以沸水煮熟，捞出，去皮膜，切去两头，去心，入猪油锅内炸一下，捞出待用。将鸭宰杀，去头去爪，整洗干净，以盐、胡椒粉、料酒将鸭身内外抹匀，放盘内，加姜、葱、胡椒，上笼蒸约1小时取出，去骨取肉，与白果和原汁，上笼蒸30分钟至鸭肉烂即可。炒锅内加清汤、料酒、盐、味精、胡椒粉，以湿淀粉勾芡，放猪油少许，用鸭肉蘸白汁食。

食疗功效 此鸭肉滋阴养胃，利水消肿，定喘止咳。适合于咳嗽水肿、哮喘痰多者食用。

莲子鲜鸭

原料 莲子100克，鸭1只，盐、味精、葱、姜、米、酒各适量。

制用法 将莲子洗净，鸭斩成块。鸭块入水锅中烧沸、捞出、洗净，放入碗中。加莲子、清水、盐、味精、葱、姜、米酒适量，用保鲜膜封口，上笼蒸酥即可。

食疗功效 该菜尤适宜中老年人食用，有改善睡眠、增强心脑血管功效。

名医提醒

鸭子适合于体热、上火的人食用。特别适合于虚弱、食少、便秘和有水肿的人食用。心脏病患者、癌症患者和放疗、化疗后的患者也适合食用。鸭肉多食滞气、滑肠，凡为阳虚脾弱、外感未清、痞胀脚气、便泻肠风者皆忌之。鸭肉不宜与鳖肉同食，同食会令人阴盛阳虚、水肿泄泻。鸭肉忌与核桃、木耳和荞麦同食。平素身体虚寒或因着凉引起的食欲减退、胃腹疼痛、腹泻、腹痛及痛经等症，以暂不食用鸭肉为宜。

第二章 食补养生，最实用的食补知识

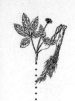

猪肉
——长寿之药

疗狂病久不愈，可压丹石，解热毒，补肾气虚竭。

——《本草纲目》

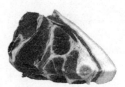

营养成分

在畜肉中，猪肉的蛋白质含量最低，脂肪含量最高。猪瘦肉含蛋白质较高，每100克猪瘦肉含有高达29克的蛋白质，含脂肪6克。经煮炖后，猪肉的脂肪含量还会降低。猪肉还含有丰富的维生素 B_1，可以使身体感到更有力气。猪肉还能提供人体必需的脂肪酸。

养生功效

猪肉性微寒，味甘、咸，无毒；入脾、肾经；具有健脾益气、和胃补中、滋阴润燥、滑润肌肤的作用。猪肉含有蛋白质、脂肪、矿物质及动物胶和多种氨基酸等。食后有滋阴润燥、益气生津的功效。本品为血肉有情之品，甘、咸入肾，可补肝血、益肾精，使精充血旺、筋强骨健，常用于治疗肝肾阴虚所致腰膝酸软，脾胃两虚所致的倦怠乏力、令人不振、门下少津等病症。

1. **益气补血**　猪肉性味甘咸、滋阴润燥，可提供血红素（有机铁）和促进铁吸收的半胱氨酸，能改善缺铁性贫血。猪排滋阴，猪肚补虚损、健脾胃。

2. **润肤美容**　猪肉中含有丰富的营养成分，具有长肌肉、润皮肤的作用，并能使毛发光泽。近年来人们研究发现，有的人皮肤细腻是因为其皮中含有大量的"透明质酸酶"，这种酶可保留水分，吸存微量元素及各种营养物质，使皮肤细嫩润滑。而肥肉中所特有的一种胆固醇则与此种酶的形成有关，所以适当地吃些肥肉对皮肤是有好处的。

3. **助长肌肉**　猪肉对瘦弱的人来说最为相宜，常吃之后，使人肌肤丰满，俗语所谓的以肌养肌是有一定道理的。

酸笋滑肉咸蛋汤

原 料 猪肉 150 克，酸笋 50 克，丝瓜 1 条，咸蛋 2 个，调料适量。

制用法 猪肉切薄片，加酱油、淀粉、色拉油拌匀；酸笋洗净，切片；丝瓜刮皮，洗净切块；咸蛋，每个切 8 瓣。油锅烧热，放入姜片和肉片煸炒，加适量水煮沸，再放入酸笋、咸蛋煮约 5 分钟，放入丝瓜同煮片刻，盛入盘内，撒上枸杞子即可。

食疗功效 本菜具有补气养血、通经活络的作用，适合月经不调，身体疲乏、气血两亏者食用。

阿胶炖肉

原 料 猪肉 500 克，阿胶 150 克，调料适量。

制用法 先加水炖猪肉，熟后加阿胶炖化，加调料即成。

食疗功效 每天食用 1 次，具有补血、活血、滋阴润肺作用。适合于出血日久、身体虚弱、有贫血等症的食道癌患者食用。

鱼香猪肝

原 料 猪肝 150 克，泡红辣椒 15 克，葱花、白糖各 10 克，醋 6 克，蒜、姜、料酒各 5 克，豆瓣酱少许。

制用法 猪肝洗净切成片，蒜、姜、辣椒切成段。起油锅，倒入猪肝，炒至变色，然后加入豆瓣酱、葱花及调料，再炒几下即可。

食疗功效 此菜有利于促进幼儿身体的生长发育，防止老年人脑萎缩，适宜于幼儿、老年人食用。

第二章 食补养生，最实用的食补知识

名医提醒

猪肥肉一般用于红烧，亦可煮熟后粉蒸、清蒸，作为配料制馅包饺子和肉包子。腌制后的猪肥肉煮熟后还可直接食用或凉拌，肥肉多用于与其他素菜配炒或炼成猪油食用。里脊肉是猪身上最嫩的瘦肉，可炸、炒、爆、熘等，如炒肉片、炒姜肉丝、炸糖醋里脊。臀尖上的瘦肉可代替里脊肉使用。坐臀上的瘦肉因质较老，丝缕较长，可用于干炒、卤等。蹄上的瘦肉也较老，可清炖或红烧。

羊肉
——冬季进补佳品

暖中，治乳余疾及头脑大风出汗、虚劳寒冷，补中益气，镇静止惊。

——《本草纲目》

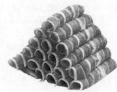

营养成分

羊肉内含有丰富的蛋白质（优质完全蛋白）、脂肪、钙、磷、铁、维生素 B_3 等物质，对人体非常有益，有增强机体抗病能力的作用。山羊或绵羊肉，疗疾自古有之，"如当归生姜羊肉汤"入药以青羧羊（雄性山羊）为佳。治带通乳，有益产妇。因此羊肉对肾虚阳痿、遗精、产后腹中冷痛及腹中虚寒反胃、腰膝冷痛均有治疗作用。羊肉的热量比牛肉高，冬天食用可促进血液循环，抵御寒气。

养生功效

羊肉性温、味甘，归脾、肾经。具有补虚祛寒、温补气血、益肾补衰、通乳治带、助元益精、开胃健力的作用。羊肉历来被当做冬季进补的重要食品之一。寒冬常吃羊肉可益气补虚，促使体内血液循环加快，增强抗寒、防寒能力。

1. **抗癌作用** 瑞士科学家研究发现，在牛和羊的体内存在着一种抗癌物质——CLA，此物质对治疗癌症有一定效果。羊肉肉质细嫩，容易消化，多吃羊肉可以增强体质，提高抗病能力。

2. **消食健胃** 羊肉还可增强消化酶功能，保护胃壁，帮助消化。

3. **治胃病** 羊肚即羊胃，患胃病的人，吃了羊肚会有轻微的疗效。所谓"以肚治肚"，即组织疗法的原理。但是胃病之来，并非一天的事，所以治疗上也须经历相当时日。患者要常吃羊肚、牛肚、猪肚，才能达到治病的目的。

养生美食

枸杞子炖羊肉

原料 羊肉1000克，枸杞子20克，调料适量。

制用法 羊肉先放入沸水中煮透，捞出切块，与生姜片一起倒入热油锅内煸炒，烹入料酒炝锅，然后倒入砂锅内，放入枸杞子、清汤、香葱、盐，用小火炖烂。加味精调味食用。

食疗功效 此菜有固精明目、强筋补肾的作用，适合于男子阳痿、早泄、女子月经不调、肾虚导致性欲减退、年老体弱、视力减退、头晕眼花者食用。

羊方藏鱼

原料 羊肉 500 克，鲫鱼 1 条，调料适量。

制用法 羊肉用花椒、盐、料酒、葱末、姜末搓抹匀，腌制 6 小时，然后放入滚水中汆烫，捞出洗净。鲫鱼剖杀洗净，在鱼面两侧划上花刀，下入滚水中汆烫过，洗净，然后抹上盐和料酒。用刀从羊肉侧面剖开，将鱼藏入。锅置火上，注入适量水，加入盐、料酒、葱段、姜片、花椒，烧沸后用小火炖至羊肉酥烂，加入味精，淋芝麻油，撒上香菜叶即可。

食疗功效 此菜益气补虚、温中暖下，对虚劳羸瘦、脾胃虚弱、产后虚冷有很好的食疗功效。

名医提醒

羊肉一般以现购现烹为宜，如暂时吃不了的，可用少许盐腌制 2 天，即可保存 10 天左右。羊肉性温热，常吃容易上火。因此，吃羊肉时，可以搭配一些凉性蔬菜，如冬瓜、丝瓜、油菜、菠菜、白菜、金针菇、菜心等，能起到清凉、解毒、去火的作用，既能达到羊肉的补益功效，又能消除羊肉的燥热之性。

牛肉
——肉中骄子

安中益气，养脾胃。补虚壮健，强筋骨，消水肿，除湿气。

——《本草纲目》

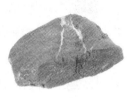

营养成分

牛肉中瘦肉多、脂肪少，是高蛋白、低脂肪的优质肉类食品。牛肉中蛋白质含量因牛的品种、产地、饲养方式而略有差别，但都占 20% 以上，高于猪肉和羊肉。牛肉的蛋白质不只含量高，质量也好，它由人体所必需的 8 种氨基酸组成，且组成比例均衡。因此，人摄食牛肉后几乎能被 100% 地吸收利用。牛肉的脂肪含量还比猪肉和羊肉低，在 10% 左右。它还含有丰富的钾、锌、镁、铁等矿物质和 B 族维生素。进行训练的运动员，特别是健美运动员以及从事强体力劳动的人，宜吃牛肉。牛肉中的肌氨酸还能提供脑细胞活动所需要的能量，有利于大脑发挥功能。所以，学生在考试前吃牛肉，有可能取得"临时提高智力"的效果。

养生功效

牛肉蛋白质中所含人体必需的氨基酸甚多，故其营养价值甚高。《本草纲目》载："牛肉补气与黄芪同功。"牛肉性温、味甘，归脾、胃经。具有补中益气、滋养脾胃、强健筋骨、化痰熄风、止渴止涎的功效。

1. 提高免疫力 牛肉中的氨基酸组成比猪肉更接近人体需要，能提高机体抗病能力，对生长发育及术后、病后调养的人在补充失血、修复组织等方面特别适宜。寒冬食牛肉，有暖胃作用，为寒冬补益佳品。

2. 补中益气 中医学认为，牛肉具补中益气、滋养脾胃、强健筋骨、化痰熄风、止渴止涎之功效，适用于中气下陷、气短体虚、筋骨酸软、贫血久病及面黄目眩之人食用。加红枣炖服，则有助于肌肉生长和促进伤口愈合之功效。

养生美食

陈皮牛肉

原　料 牛肉 500 克，陈皮、花椒粉各 10 克，辣椒面 50 克，葱、姜、蒜、干辣椒等调料各适量。

制用法 牛肉洗净，切成小方丁。锅置火上，放花生油，烧至八成热，投入牛肉丁，炸干水分捞出，放入另一锅中，加适量清水（水量要完全淹没肉丁)，大火烧开，转小火煮约三四个小时，直至牛肉丁酥透为止。陈皮用水泡软切末待用。锅内放油烧热，投入干辣椒再下葱花、姜末、蒜泥、辣椒面、花椒粉、酒酿炒匀，倒入牛肉丁，再放入湿淀粉勾芡，用大火收汁，浇淋芝麻油、红油，拌匀即可出锅。

食疗功效 此菜具有良好的行气健脾功效。

马铃薯牛肉

原料 牛肉 150 克，马铃薯、萝卜、洋葱各 100 克，调料适量。

制用法 将牛肉洗净，切成丁；马铃薯和萝卜洗净切成比牛肉大点的丁；洋葱洗净切丝。油锅置火上，烧热后将牛肉丁炸至外表变色时起锅。洋葱用油炒熟，放入马铃薯和萝卜同炒至洋葱表面变透明起锅，与牛肉一同放入锅内，加水适量，大火煮开后改小火煮 5 分钟，放入牛奶、干辣椒、盐继续煮。至汤汁呈黏稠状就可以了。

食疗功效 本菜可通便、降低胆固醇，是理想的减肥食品。也可作为糖尿病患者的食疗佳品。

名医提醒

在食用牛肉时，要选择色淡而发红，手触不沾黏的新鲜牛肉或冷冻牛肉。烹调牛肉，要使用热水直接加热，不要加冷水。如果发现水少，应加入开水。炖肉前一天，用芥末在肉表面抹一下，炖肉前，用冷水洗掉芥末，这样不仅熟得快，而且肉质鲜嫩。加些酒或醋（1 千克牛肉放 2～3 汤匙酒或 1～2 汤匙醋）炖牛肉，也可使肉软烂。在肉锅中放山楂、萝卜、橘皮、茶叶，都可使牛肉易烂。马铃薯配牛肉营养价值高，并有健脾胃的作用。牛肉粗糙，有时会刺激胃黏膜，马铃薯与牛肉同煮，不但味道好，且马铃薯含有丰富的叶酸，能起到保护胃黏膜的作用。

鲤鱼

—— 消肿佳品

温补，去冷气、胸闷腹胀等症；治咳嗽气喘，能发汗、催乳汁和消肿。

——《本草纲目》

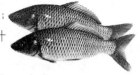

营养成分

鲤鱼的营养成分非常丰富，富含蛋白质、脂肪、灰分、钙、磷、铁以及多种维生素和大量的水分，其蛋白质中多种人体必需的氨基酸的含量都比较高，这大大提高了其营养价值。此外，鲤鱼还含有挥发性含氮物质、挥发性还原性物质、组胺以及组织蛋白酶 A、组织蛋白酶 B、组织蛋白酶 C 等成分。

养生功效

鲤鱼性平、味甘，归脾、肾经。具有滋补健胃、利水消肿、通乳、清热解毒、止嗽下气的功效。鲤鱼含蛋白质、脂肪，还有钙、磷、铁以及多种维生素，蛋白质中的多种人体必需氨基酸含量都比较高。对各种水肿、腹胀、少尿、黄疸、乳汁不通皆有辅助治疗效果。

1. 降血氨 鲤鱼肉在三磷酸腺苷（ATP）的帮助下，能使体内的氨态氮（NH_3）与谷氨酸合成无毒的谷氨酰胺，使血氨下降，从而减轻肝昏迷症状，因此有降血氨的作用。鲤鱼还能增加机体的抗病能力，用于抵抗汞、铅、苯的慢性中毒，并且有抗过敏、促进伤口愈合作用，也有改善心肌及血管代谢的功效。

2. 治虚肿 一部分人发热病或多吃化学药品后，常能引起虚肿病症。可用鲤鱼与黄芪 6 克，党参 6 克，粉草薢 9 克煲汤，极为有效，小便中有少量蛋白质者也能痊愈。但古法饮此汤必须淡饮，绝不加盐，此项禁忌，恰与近世医学对肾脏病蛋白尿不能吃盐理论相同。

3. 治水肿 水分遗留，成为水肿之患，中医称为"水膨胀"，西医称为"腹水症"。医治这种症候的验方很多，十有八九都用鲤鱼治疗。著名的医书《外治秘要》记载："用鲤鱼和赤小豆煲汤，治水肿，兼利小便。"其他验方书也提及，用鲤鱼与葱白、蒜头煲汤，饮后小便即能大畅，水肿也可以逐渐消退。还有用赤小豆、黄豆、花生和鲤鱼同煲，也能使水肿消散，这种方子用的人很多。河南人则将鲤鱼剖开，鱼肚中加矾末阴干，名叫"矾鲤"，也是专治水肿的古法，据说见效虽缓，而功能确实很好。

养生美食

当归鲤鱼汤

原料 鲤鱼 1 条，当归、白芷、北芪、枸杞子、大枣各 10 克，调料适量。

制用法 将当归、白芷、北芪、枸杞子洗净，大枣去核，鲤鱼杀后去肠杂。将方材和鲤鱼放锅内，加清水适量，煮至鲤鱼熟，入盐、味精调味，饮汤吃鲤鱼肉。隔天1次。

食疗功效 能调养气血、丰满乳房，适于少女乳房发育不全或想促进乳房健美者食。

催乳鲤鱼汤

原 料 猪蹄1个，鲤鱼1条，通草15克，调料适量。

制用法 将鲤鱼去鳞、鳃、内脏，洗净，粗切。猪蹄去毛，洗净剖开。将鲤鱼、猪蹄、通草、葱白、盐一起放入锅内，加适量水，上火煮至肉熟汤浓即可。汤鲜味浓，蹄烂熟。每日2次，每次喝汤1碗，连吃2～3天即可见效。

食疗功效 此汤有通窍催乳作用。适于产后乳汁不下或过少者食用。

黑豆鲤鱼汤

原 料 鲤鱼1条，黑豆100克，盐、酱油、葱、姜各适量。

制用法 将活鲤鱼宰杀、清理干净，黑豆用温水泡软洗净。再将黑豆放入鱼腹内，然后将鱼放入锅中。加适量清水炖至鱼、豆熟烂，汤成浓汁即可。不需要放盐、酱油，可加少量葱、姜。

食疗功效 此汤具有健脾补肾的作用，用于孕妇胎动不安、妊娠性水肿。

名医提醒

　　去掉鲤鱼土腥味的最好办法是在烹制前用80℃的热水烫洗一下，即可去除此味。鲤鱼鱼腹两侧各有一条同细线一样的白筋，去掉它们可以除去腥味。鱼脊上两筋及黑血不可食用；服用中药天门冬时不宜食用；不宜食用反复加热或反复冻藏加温之品；不宜食用烧焦鱼肉；男性以吃雄性鲤鱼为宜。应用鲤鱼食疗通乳时应少放盐。鲤鱼忌与狗肉、鸡肉、绿豆、牛羊油、猪肝、咸菜、麦冬、紫苏、龙骨、朱砂同食。鲤鱼为发物，素体阳亢及疮疡患者慎食，有慢性病者不宜食用；鱼胆有毒，不可轻易吞食，必须遵从医嘱；当咸菜与鲤鱼一起煮食时，鱼肉蛋白质中的胺与咸菜中的亚硝酸盐化合为亚硝胺，可引起消化道肿瘤，所以鱼不宜与咸菜同食或配食。

第二章 食补养生，最实用的食补知识

鲫鱼
——催乳明星

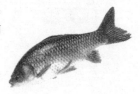

温中下气，补虚羸，止下痢肠痔。

——《本草纲目》

营养成分

鲫鱼是富含蛋白质的淡水鱼，自古以来有"鲫鱼脑壳四两参"的说法，鲫鱼的蛋白质含量为 17.1%，脂肪仅为 2.7%。鲫鱼的糖分、谷氨酸、天冬氨酸含量都很高。鲫鱼中锌的含量很高，缺锌会导致食欲减退、性功能障碍等，由于锌的重要作用，有人把锌誉为"生命的火花"。

养生功效

鲫鱼性平、味甘，归脾、胃、大肠经。可益气健脾、利尿消肿、清热解毒、退络下乳，适用于脾胃气冷、食欲不振、消化不良、呕吐乳少、消渴饮水、小肠疝气等病症。鲫鱼对慢性肾小球肾炎水肿和营养不良水肿等病症有较好的调补和治疗作用。

1. **健脾开胃**　鲫鱼所含的蛋白质质优、齐全，容易消化吸收，是肝肾疾病、心脑血管疾病患者补充蛋白质的最佳选择。经常食用，可补充营养，增强抗病能力，它有健脾利湿、和中开胃、活血通络、温中下气之功效，对脾胃虚弱、水肿、溃疡、气管炎、哮喘、糖尿病有很好的滋补食疗作用。

2. **通乳补益**　坐月子喝鲫鱼汤是中国的古老传统，一直到现在还普遍适用。自古以来鲫鱼就是产妇的催乳补品，吃鲫鱼可以让产妇乳汁充盈，对产后身体恢复也有很好的补益作用。先天营养不足、后天营养失衡者以及手术后、病后体虚形弱者，也应经常吃一些鲫鱼。

3. **促进血液循环**　现代研究表明，鲫鱼肉中含有很多水溶性蛋白质、蛋白酶和人体所需的各种氨基酸。鱼油中含有大量维生素 A 和不饱和脂肪酸等，这些物质均可影响心血管功能、降低血液黏稠度、促进血液循环，常食鲫鱼对心血管疾病患者有一定辅助治疗作用。中老年人和肥胖人群食用鲫鱼也特别适宜。

鲫鱼豆腐汤

原料 豆腐 300 克，鲫鱼 500 克，葱、姜各适量。

制用法 将豆腐切薄片，用盐水腌 5 分钟，沥干。鲫鱼去鳞和内脏，抹上绍酒，用盐腌渍 10 分钟。油锅置火上加热，爆香姜片，将鲫鱼两面煎黄后加水适量，小火煮约 25 分钟，投入豆腐片，调味后用湿淀粉勾薄芡并撒上葱花。

食疗功效 此菜能健胃、清热、降火。

鲫鱼川贝汤

原料 鲫鱼 1 条（约 400 克），川贝、胡椒、姜丝、陈皮各 10 克。

制用法 鲫鱼去鳞、内脏，洗净备用。川贝、胡椒、姜丝、陈皮放入鱼腹中，封口。把鱼放入锅内，加水适量，中火煮熟后，用盐调味，将鱼腹中的材料取出，即可食肉、喝汤。

食疗功效 本汤可清热化痰、滋阴润肺，适合肺热咳嗽、干咳少痰、咳痰带血者食用。

鲫鱼紫蔻汤

原料 鲫鱼 1 条，紫蔻 3 粒，生姜、陈皮、胡椒各适量。

制用法 紫蔻研末，入鱼腹内，调以生姜、陈皮、胡椒，煮汤食。

食疗功效 用于脾胃虚弱不欲食、食后不化。

名医提醒

先天营养不足、后天营养失衡者以及手术后、病后体虚形弱者，经常吃一些鲫鱼很有益。肝炎、肾炎、高血压、心脏病、慢性支气管炎等疾病的患者也可以经常食用，以补营养，增强抗病能力。鲫鱼忌与麦冬、芥菜、冬瓜、芋头、猪肝、野鸡、鹿肉、白糖同食，还忌与中药厚朴、沙参同食，身体过于虚弱的人不适合食用。

第二章 食补养生，最实用的食补知识

甲鱼

——滋补珍品

滋阴补气，治热气及风湿性关节炎，治下瘀血，去血气，破结石恶血，堕胎。

——《本草纲目》

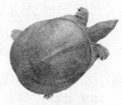

营养成分

甲鱼营养丰富，肉中的蛋白质含量高。据测定，每100克甲鱼肉内含蛋白质14.9～17.4克，甲鱼肉中含有人体所需的8种氨基酸、脂肪、不饱和脂肪酸、水分等。甲鱼肉中还含有以EPA和DHA为主的脂肪酸，最近的研究表明，DHA和EPA在甲鱼油中的含量远比海产鱼、贝类要高。

养生功效

甲鱼性平、味甘，归肝经。具有滋补肝肾、益气补虚的作用，自古被视为滋补佳品。对肺结核、贫血、体质虚弱等多种病患也有一定的辅助疗效。现代医学研究证实，甲鱼具有较强的抗氧化性，能提高人体免疫力，延缓衰老；甲鱼壳有抑制肿瘤细胞的生长和肝结缔组织增生的作用；甲鱼血可治疗骨结核。

1. **滋阴益肾** 甲鱼肉有滋阴益肾、补骨髓、除热散结的功效，可用于治疗骨蒸痨热、肝脾肿大、崩漏带下、血瘀腹痛、久疟、久痢等症。甲鱼肉可用于防治因放疗、化疗而引起的虚弱、贫血、白细胞减少等症状。

2. **降低胆固醇、抗癌** 甲鱼肉有助于降低血胆固醇，对高血压、冠心病患者有益。甲鱼肉及其提取物能有效地预防和抑制肝癌、胃癌、急性淋巴性白血病。食甲鱼肉对肺结核、体质虚弱等多种疾患亦有一定的辅助疗效。

3. **治潮热** 治潮热的药品很多，其中最有治疗价值且最有名的就是甲鱼的硬壳，药名"鳖甲"。中医学认为，鳖甲是养阴的极品，古书一切治疗潮热的方剂均以鳖甲为主药。最著名的一张方子就是张仲景的"鳖甲煎"，治阴虚肺病潮热、和疟养阴的方法是增加体力，体力增一分，潮热退一分。所以，鳖甲是治肺病潮热不可少的首物。

老干妈烧甲鱼

原料 芋头1个，甲鱼1只，蒜苗200克，老干妈等调料适量。

制用法 芋头洗净，切滚刀块；蒜苗择洗干净，切段；姜拍破；豆瓣酱、老干妈豆豉酱剁细。甲鱼宰杀后，放沸水中氽烫一下，捞出。刮去粗皮，取下甲壳，取出内脏，洗净，剁成小块。锅内放油烧热，放入剁好的豆瓣酱炒香，再加老干妈酱、甲鱼煸炒至水分干，加入高汤、酱油、盐、姜、葱、芋头，小火慢烧至熟。去掉姜、葱，加入蒜苗节、鸡精略烧，用湿淀粉勾薄芡即成。

食疗功效 本品风味别具特色，是一种营养价值高的滋补强身剂。

黄芪煲甲鱼

原料 甲鱼1只，黄芪10克，盐、料酒、姜片、蒜各适量。

制用法 将甲鱼去内脏并洗净，剁成2大块，与黄芪一起置于砂锅中。锅内加水1500毫升，用大火煲半小时。然后加入盐、料酒、姜片、蒜瓣等调料，再以小火煲15分钟即可食用。

食疗功效 有滋阳益气、祛病强身之功效。

青蒿甲鱼汤

原料 青蒿10克，干桃花10克（鲜花更好），黄芪10克，甲鱼200克。

制用法 甲鱼（去毛，去内脏，保留骨），将前3味药放入砂锅内，加水适量，煎汤，去渣留液，再与甲鱼一同放入砂锅内煎煮。如药液过少，再加适量清水，约煎半小时后，温度略低时加入蜂蜜即可，连服半月以上。

食疗功效 有滋阴养颜、补血滋润之功效。适用于女性。

山药桂圆炖甲鱼

原料 甲鱼1只（约500克），山药、桂圆各20克。

制用法 将甲鱼放入沸水中，使其排尽尿液，然后剖洗干净，去除头及内脏，与山药、桂圆肉共放入炖盅内，隔水炖熟烂，调味后食用。

食疗功效 可滋阴凉血、健脾补血、宁心安神。

第二章 食补养生，最实用的食补知识

名医提醒

　　杀甲鱼时，从甲鱼的内脏中拣出胆囊，取出胆汁，待甲鱼洗净后，在甲鱼胆汁中加些水，涂抹在甲鱼全身，稍放片刻用清水漂洗干净。这样处理后的甲鱼，再烹制时就没有腥味了。食用甲鱼以清蒸为佳。甲鱼肉虽营养丰富，但食用过多就会影响消化功能，甚至引起吐泻。肠胃功能虚弱、消化不良的人慎食，患有肠胃炎、胃溃疡、胆囊炎的患者不宜食用。失眠、孕妇及产后泄泻者也不宜食，以免吃后引发胃肠不适，或产生其他副作用。死甲鱼和变质的甲鱼不能吃。煎煮过的鳖甲没有药用价值。若用生甲鱼血和胆汁配酒，会使饮用者中毒或罹患严重贫血症。甲鱼不宜与鸡蛋及苋菜同吃。

第 三 章

食养宜忌，最好用的食养智慧

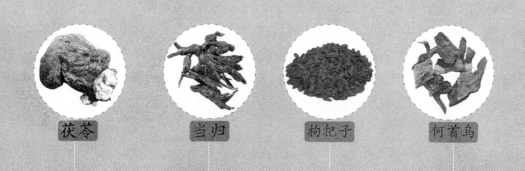

茯苓   当归   枸杞子   何首乌

第一节

食物宜忌的真相

揭秘食物相克之谜

在我国东汉时期，著名的大医学家张仲景的《金匮要略》一书中，提到有48对食物不能放在一起吃，比如螃蟹与柿子、葱与蜂蜜、甲鱼与苋菜等。这些说法还是有一定道理的，比如螃蟹与柿子都属寒性食物，要是二者同食，双倍的寒凉易损伤脾胃，尤以素质虚寒者反应明显。从医学营养学来说，螃蟹中的蛋白质是比较多的，而柿子中的鞣酸（所含的涩味）也很多。当蛋白质遇到鞣酸就会凝固变成鞣酸蛋白，不易被机体消化，并且使食物滞留于肠内发酵，继而出现呕吐、腹痛、腹泻等类似食物中毒现象，古人即根据这种现象做出了螃蟹与柿子相克的结论。

什么是食物相克呢？食物相克是由于混食两种或两种以上性状相畏、相反的食物所产生的一种肠胃道不良反应症状。

单纯并且大量食用两种性状相反的食物，可能引发以下3种情况：

（1）营养物质在吸收代谢过程中发生拮抗作用互相排斥，使一方阻碍另一方的吸收或存留。如钙与磷、钙与锌、草酸与铁等。当然，还有豆腐不宜与菠菜同吃，这是因为菠菜中含有草酸较多，易与豆腐中钙结合生成不溶性钙盐，不能被人体吸收，但并无临床症状出现。当然，如将菠菜在开水中汆泡以破坏掉大量的草酸，也就可以用菠菜烧豆腐了，并成为一道家常名菜。

（2）在消化吸收或代谢过程中，进行不利于机体的分解、化合，产生有害物质或毒物者，如维生素 C 或富含维生素 C 的食物与河虾同食过量，可能使河虾体中本来无毒的五价砷，还原为有毒的三价砷，而引起一定的砷中毒现象。

（3）在机体内共同产生寒凉之性或属温热之性，同属滋腻之性或同属于火燥之性的食物。如大量食用大寒与大热、滋阴与壮阳的食物，较易引起机体不良的生理反应。

前面所说的食物相克现象，再从各种食物所含不同化学性状分析，其实就是食物拮抗作用的缘故，而引起食物拮抗作用的原理不外乎以下 3 种情况：

1. **化学缔合**　使食物中的某些营养素形成不易被机体吸收的物质，如植酸与磷、锌、铜、铁等形成金属缔合物；脂肪与钙作用产生不溶性钙皂等。

2. **相互作用物争夺配位体**　食物在体内代谢过程中同属一个转移系统的矿物元素，由于彼此争夺配位体，以及它们与配位体的亲和力不同，就会发生拮抗作用。即进入体内的某一种元素特多时，将使另一种元素从同种配位体的结合点上被排斥出去，同时阻碍了被排斥元素的吸收。

3. **肠道外因素**　如高蛋白抑制铜在肝中的贮积；高浓度无机硫酸盐能阻止钼透过肾小管膜，限制了钼的再吸收，因而增加了尿钼的排出。

食物的拮抗作用在消化吸收与代谢过程中，将会降低食物中营养物质的吸收利用率，久而久之导致体内某些营养素的缺乏，产生相应的营养缺乏症，继而影响到机体的正常功能及其新陈代谢。

饮食的宜忌原则

饮食问题是我们日常生活中经常会遇到的问题，那么如何正确饮食，在饮食方面有哪些要注意的方面呢？我们来看看饮食的宜忌原则：服药时，肝病禁辛，心病禁咸，脾病禁酸，肾病禁甘，肺病禁苦。阳虚症忌清补，阴虚症忌温补，寒症忌咸寒，宜温性食物。热症忌辛辣，宜清补。为了便于说明食物的宜忌，可把食物分成数类：

1. **辛辣类**　如葱、韭菜、蒜头、辣椒、胡椒、酒类等，适宜于"寒底"的人，少量食用有通阳作用，并可健胃。但对于阴虚阳亢、"热底"的人，特别是有血症、咳症、眼病、痔疮、皮肤病及阴虚、便结、口干、唇焦等人不宜食用。

2. **生冷食品类**　所有的瓜果及疏菜，对于虚寒者、急性肠胃病者、腹痛多风、胃寒、作呕、易泄泻、口淡、易晕者应减少或禁止食用。外感风寒咳嗽的患者应暂停吃水果，以免肺部受寒。以上食品尤以雪藏者为甚。同时虚寒者若要食用水果，尽量不要在晨早或晚间食用，因早上空腹，肠胃易感寒，而晚间则易形成湿气停留或夜尿。对于热底的人或热症、温病、便秘、喉痛之类病者，应鼓励多吃这类食物。

3. **油腻及坚硬、凝滞的食物说**　所有的油炸品、烧烤、牛油、花生、芋头、鱿鱼、牛肉干及一切难消化之物，对外感病、老人、小孩、肝胆病、胃病、大便干结或泻痢者、一切热底及脾胃濡弱之人都不宜食用。在各类食物中，以这一类最易引致肠胃病及其它热症、积滞、腹泻等症候，一般人都宜尽量避免食用。

4. **海产类**　近年来，由于海水污染的情况严重，海鲜类的食物特别容易吸收各种有害的金属物质，比如水银及其他金属元素，细菌及病毒感染亦相当严重，世界各国对此都有较严格入口管制。这类海产品在某些食档中基本上都有提供，这样一来，小孩、老人及脾胃虚寒、体弱者就非常容易受害，易引致肠胃炎、肝炎及重金属中毒症。即使体魄强壮的人，对这类海产亦要小心辨认，避免进食。海产类食品不适宜有过敏症者食用。

发 物极其饮食危害

什么是"发物"？所谓"发物"，就是指动风生痰、发毒助火、助邪之品，这类东西特别容易诱发旧疾或加重新病。有关学者对此进行了研究，并最终将原因归纳为 3 种：

第一种，一些刺激性较强的食物，如酒类、辣椒等辛辣刺激性食品作用于炎性感染病灶，极易引起炎症扩散、疔毒走黄。

第二种，某些食物所含的异性蛋白成为过敏源，引起疾病复发，如豆腐乳有时会引起哮喘病复发，海鱼虾蟹往往会令皮肤过敏者出现荨麻疹、湿疹、神经性皮炎、脓疱疮、牛皮癣等顽固性皮肤病。

第三种，上述这些动物性食品中含有某些激素，会促使人体内的某些机能亢进或代谢紊乱。如糖皮质类固醇超过生理剂量时可以引起旧病复发，诱发感染扩散、溃疡出血、癫痫发作等病证。

按照发物的性能可将发物分为6大类：一是发热之物，如薤、姜、花椒、羊肉、狗肉等；二是发风之物，如虾、蟹、椿芽等；三是发湿之物，如饴糖、糯米、醪糟、米酒等；四是发冷积之物，如梨、柿子及各种生冷之品；五是发动血之物，如辣椒、胡椒等；六为发滞气之品，如土豆、莲子、芡实及各类豆制品。

二十四节气饮食宜忌

二十四节气的命名反应了季节、物候现象、气候变化。春季要注意养阳，养肝健脾。夏季养生重点是保养心脏，注意多喝水。秋季注意保养内守的阴气，健脾、补肝、清肺。冬季养生宜敛阳护阴，养肾防寒。

【立春】

2月3～5日。太阳到达黄经315度时为立春。立春养生要防病保健。注意室内通风，加强身体锻炼。此外，还要注意口鼻保健。

宜Yes 辛、甘、温、发散的食品，口味宜清淡可口。主食推荐糯米、大米、玉米。蔬菜推荐白萝卜、韭菜、香菜、油菜、洋葱、辣椒、茼蒿、卷心菜、茴香、白菜、芹菜、菠菜、莴苣、竹笋、冬瓜、南瓜、丝瓜、茄子等。

忌No 忌食酸、涩收敛之味，油腻、生冷的食物，少食黏、硬、肥甘厚之物，以免伤及脾胃。蔬菜有西红柿。水果有柑橘、橙子、柚子、杏、木瓜、枇杷、山楂、橄榄、柠檬、石榴、乌梅等。

◆推荐菜 韭菜炒鸡蛋、豌豆炒牛肉、木须肉、萝卜羊肉羹、白菜炖豆腐。

【雨水】

2月18～20日。太阳到达黄经330度时为雨水。雨水时节，天气变化不定，此时养生要注重养护脾脏，春季养脾的重点首先在于调理肝脏，保持肝气顺畅。

宜Yes 多吃新鲜蔬菜、果汁多的水果及一些野菜。主食宜食小米等。蔬菜有胡萝卜、山药、韭菜、菠菜、油菜、豆苗、香椿、茼蒿、春笋、藕、荸荠、萝卜等。水果有柑橘、苹果、香蕉、雪梨、菠萝等。水产类有鲫鱼。其他为红枣、蜂蜜、莲子等。

忌No 忌辛辣、油腻食物，不得生食葱、蒜，花生宜煮不宜炒。

◆推荐菜 银耳莲子粥、红枣粥、红烧鲤鱼、猴头菇煲鸡汤、素炒茼蒿。

【惊蛰】

3月5～7日。太阳到达黄经345度时为惊蛰。惊蛰时节饮食起居应顺应肝的属性。此外，诸如流感、水痘、流行性出血热等在这一节气都易流行爆发，要注意严防。

宜Yes 多吃新鲜蔬菜及富含蛋白质、维生素的清淡食物。蔬菜有菠菜、水萝卜、苦瓜、芹菜、油菜、山药、春笋、甜椒、洋葱。水果有梨，海鲜有螃蟹。其他为莲子、银耳、芝麻、蜂蜜、鸡、蛋、牛奶等。梨性寒，不宜一次食用过多，否则反伤脾胃，脾胃虚寒的人不宜食用生梨。

忌No 忌食或少食动物脂肪类食物等，如羊肉、狗肉、鹌鹑；燥烈辛辣刺激性的食物也应少吃，如辣椒、葱、蒜、胡椒。

◆推荐菜 虾仁菠菜、八宝菠菜、锅巴、凉拌银耳、香菇炒肉。

【春分】

3月20～22日。太阳到达黄经0度时为春分。此时非感染性疾病中的高血压、月经失调、痔疮及过敏性疾病等较易发，要注意防护。

宜Yes 进食辛、甘温偏之物。主食选择热量高的，并要多摄取蛋白质，宜清淡可口。推荐食物有胡萝卜、卷心菜、菜花、小白菜、油菜、柿子椒、西红柿、韭菜等新鲜蔬菜，柑橘、柠檬、苹果等水果，牛肚、芝麻、核桃、莲子等干果，豆浆等饮料。

忌No忌油腻、生冷及刺激性食物，禁忌过热、过寒饮食。在做鱼、虾、蟹等寒性食物时，要放入葱、姜、酒、醋等类的温性调料，以防止菜肴性寒偏凉。在食用韭菜、大蒜等类菜肴时，要加入蛋类等滋阴之物，以使阴阳能互补。

◆**推荐菜**白烧鳝鱼、虾干菜花、红豆粥、大蒜烧茄子、荠菜粥。

【清明】

4月4～6日。太阳黄经15度时为清明。清明后雨水增多，自然由阴转阳，这时要注意清泄肝火，以防肝气升发太过或肝火上炎。

宜Yes清凉的寒性食品，并减少甜食和热量大的食物的摄入。吃些柔肝养肺的食物，如荠菜、菠菜、山药等蔬菜。春天韭菜可暖身。其他有银耳、香菇、牛蒡、鲩鱼等，香蕉、橘子等性味清凉的水果也应吃些。

忌No忌食用鸡和笋，能动肝火，导致慢性肺炎和高血压复发。避免辛辣寒凉的食物。有慢性病的人忌食"发"的食物，如海鱼、海虾、羊肉、笋等。

◆**推荐菜**香干芹菜、红烧茄子、胡萝卜炒肉、清蒸鲩鱼、百合粥。

【谷雨】

4月19～21日。太阳到达黄经30度时为谷雨。除了用精神养生来调节情绪外，还可食用一些能缓解精神压力和调节情绪的食物。

宜Yes食富含维生素B、碱性、养阴润肺、暖胃健脾及调节人体情绪的食物。豆类有黄豆、大豆。蔬菜有白萝卜、胡萝卜、黄豆芽、西红柿、菠菜等。水果有葡萄、香蕉、橘子、草莓、柠檬等。其他有海带、天然绿藻类和瘦肉等。宜食香椿，但不能食之过量。

忌No忌过量饮食，减少高蛋白质、高热量食物的摄入。有风寒湿痹的人忌吃芹菜、生黄瓜、柿子、柿饼、西瓜、螃蟹、田螺、海带等生冷性凉的的食物，热痹的人忌吃胡椒、肉桂、辣椒、花椒、生姜、葱白、白酒等温热助火之物。

◆**推荐菜**香椿炒鸡蛋、香椿拌豆腐、海带银耳羹、草菇豆腐羹、炒黄豆芽。

【立夏】

5月5～7日。太阳到达黄经45度时为立夏。立夏以后的饮食原则是"春夏养阳"，而养阳重在"养心"。此时胃病较易发，要注意防范。

宜Yes 清淡，应以易消化、富含维生素的食物为主，多吃一些酸味食品，还要食用一些清淡平和、清热利湿的食物，适量补充蛋白质。蔬菜有洋葱、土豆、冬瓜、芹菜、西红柿、黄瓜、丝瓜、山药等。水果有山楂、香蕉、苹果、桃、草莓、西瓜等。干果有芝麻、核桃、花生等。水产类有海参、泥鳅、鲫鱼等。其他有黑木耳、瘦肉、蛋类、奶类等。

忌No 忌大鱼大肉和油腻辛辣的食物，不要过早或过多吃生冷的食物，少吃动物内脏、鸡蛋黄、肥肉、鱼子、虾等，少吃过咸的食物，如咸鱼、咸菜等，少食一些苦味食物。

◆推荐菜 冬瓜鲤鱼汤、炒丝瓜、葱烧海参、桂圆粥、糖醋藕。

【小满】

5月20～22日。太阳到达黄经60度时为小满。此时人的生理活动处于一年当中最活跃的时期，故消耗的营养较多，需要及时进补。

宜Yes 以清爽、清淡的素食为主，常吃具有清利湿热、养阴作用的食物，食用一些清凉的食物，但不可过于寒凉。推荐蔬菜有黄瓜、胡萝卜、冬瓜、丝瓜、荸荠、藕、西红柿、山药等。肉类有鸭肉等。水产类有鲫鱼、草鱼等。水果有西瓜、梨、香蕉等。

忌No 忌食甘滋腻、生湿助湿的食物，如动物脂肪、海腥鱼类；酸涩辛辣、性属温热助火之品及油煎熏烤之物，如生葱、生蒜、生姜、芥末、胡椒、辣椒、茴香、桂皮、韭菜、茄子、蘑菇、海鱼、虾、蟹、各种海鲜发物及牛肉、羊肉、狗肉、鹅肉类等。

◆推荐菜 熘鱼片、青椒炒鸭块、冬瓜草鱼、木耳黄瓜、芹菜拌豆腐。

【芒种】

6月5～7日。太阳到达黄经75度时为芒种。此时雨多且潮湿，天气闷热异常，极易伤脾胃。另外，由于经常生吃食物、痢疾高发，要注意防范。

宜Yes 以清补为原则。此时要多食蔬菜、豆类、水果，适当补充钾元素。粮食以荞麦、玉米、红薯、大豆等含钾元素较高为主。水果为香蕉。蔬菜为菠菜、香菜、油菜、卷心菜、芹菜、大葱、青蒜、莴苣、土豆、山药等。

忌No 忌吃或是少吃油腻食物，以达到养护脾胃的目的；食物过咸、过甜；生冷性凉的食物也应不吃或是少吃。做菜时可加点醋，以减少蔬菜中维生素的流失，另外也有杀菌作用。

◆**推荐菜** 红烧牛肉、香菇冬瓜球、豆豉苦瓜、西红柿鸡蛋、凉拌莴苣。

【夏至】

6月21～22日。太阳到达黄经90度为夏至日。由于夏季出汗多，体内易丢失水分，脾胃消化功能也较差，所以常进稀食是夏季饮食养生的重要方法之一。

宜Yes 清淡，要多食杂粮以寒其体，宜多食酸味，常食咸味以补心。适宜食用的食物有西红柿、黄瓜、芹菜、冬瓜、莲藕、绿豆、草莓、杏仁、百合、莲子等。

忌No 忌肥甘厚味的食物，不可过量食用热性食物，以免助热。冷食瓜果不可过食，以免损伤脾胃。饮食不可过寒，故冷食不宜多吃，火锅、烧烤和涮菜等，这个时节最好忌口。

◆**推荐菜** 凉拌莴笋、余丸子冬瓜、西红柿炒鸡蛋、绿豆汤、乌梅小豆汤。

【小暑】

7月6～8日。太阳到达黄经105度时为小暑。此时刚进入伏天，"伏"是伏藏的意思，所以人们应当减少外出以避暑气。

宜Yes 以清淡味香为主，饮食上要多注意卫生和节制。多吃蔬菜和水果。推荐食物有西红柿、山药、黄瓜、西瓜、苹果、蚕豆、绿豆、牛奶、豆浆等。

忌No 忌吃荤，最好是少食。另外，还要改变不良习惯，不要吃过多的冷饮。少食荤温燥热、生冷寒凉的食物。

◆**推荐菜** 醋烹绿豆芽、素炒豆皮、蚕豆炖牛肉、西瓜西红柿汁、蒜泥黄瓜。

【大暑】

7月22～24日。太阳到达黄经120度时为大暑。此时的人体容易被暑、湿等邪气所侵扰，故要重点防治中暑。饮食上要多吃防暑和健脾的食物。

宜Yes 多吃些燥湿健脾、益气养阴的食物，及时补充水分及蛋白质。此时适宜食用的食物有山药、莲藕、土豆、西瓜、香蕉、大枣、莲子、绿豆、豌豆、海参、甲鱼、鸡肉、鸭肉、瘦肉、鸡蛋、牛奶、蜂蜜、豆浆、绿茶等。

忌No 忌过于滋腻，否则极易碍胃，导致消化不良。太多生冷大凉、辛辣香燥的食物及酒、葱、蒜等刺激性食物也应少食。

◆**推荐菜** 大蒜茄泥、炝拌什锦、苦瓜菊花粥、百合粥、绿豆南瓜汤。

【立秋】

8月7～9日。太阳到达黄经135度时为立秋，视作秋天的开始。立秋会带来"秋燥"的相关疾病，应多吃些润肺的食物。

宜Yes 适当多食滋阴润肺、养胃生津的食物，酸味果蔬也应常食用。适宜食用的食物有萝卜、西红柿、山药、扁豆、藕、茭白、南瓜、豆腐、莲子、桂圆、糯米、粳米、枇杷、菠萝、乳品、红枣、核桃、蜂蜜、芝麻等。

忌No 忌吃或少吃辛辣、热燥、油腻的食物，少饮酒。进补时忌虚实不分、多多益善。另外，食用瓜类水果应谨慎，脾胃虚寒者更应以此为禁忌。梨吃过多会伤脾胃，胃寒腹泻者应忌食。

◆**推荐菜** 醋椒鱼、芝麻核桃羹、冰糖莲子羹、炝土豆丝、止彩蜜果。

【处暑】

8月22～24日。太阳到达黄经150度时为处暑。此时气候变数较大，雨前气湿偏热，雨后气温偏凉，易引发风寒或风热感冒。

宜Yes 吃温补食物，饮食宜清淡，多吃些碱性和蛋白质含量高的食物。适宜食用的食物有芹菜、菠菜、黄瓜、苦瓜、冬瓜、南瓜、黄鱼、干贝、海带、海蜇、银耳、百合、莲子、蜂蜜、芝麻、豆类及奶类等。

忌No 忌油腻食物，不吃或少吃辛辣烧烤类的食物，包括辣椒、生姜、花椒、葱、桂皮及酒等。少食冷饮。

◆**推荐菜** 芝麻菠菜、青椒拌豆腐、百合银耳粥、清炒苦瓜、老醋蜇头。

【白露】

9月7～9日。太阴到达黄经165度时为白露，白露是天气转凉的标志。此时要避免鼻腔疾病、哮喘病和支气管病的发生。

宜Yes 多吃一些有祛痰平喘、润肺止咳作用的食物，宜以清淡、易消化且富含维生素的食物为主。包括竹笋、萝卜、胡萝卜、鲜藕、梨、苹果、红薯、小米、鸭肉、核桃、木耳、蜂蜜等。

忌No 忌吃或少吃鱼虾海腥、生冷腌菜、辛辣酸咸甘肥的食物，最常见的有韭菜花、黄花菜、胡椒、带鱼、螃蟹、虾类、狗肉、蛋黄、乳酪等。

◆**推荐菜** 新鲜百合蒸老鸭、炒红薯玉米粒、小米枣仁粥、香酥山药、莲子百合汤。

【秋分】

9月22～24日。太阳到达黄经180度时为秋分。此时要特别注重保养内守之阴气，起居、饮食、精神、运动等方面调摄皆不能离开"养收"这一原则。

宜Yes 适宜多食酸味甘润的果蔬，以润肺生津、养阴清燥。饮食应以温、淡、鲜为佳，如藕、鸭肉、秋梨、柿子、甘蔗、黑木耳、百合、银耳、芝麻、核桃、糯米、蜂蜜、乳品等。

忌No 要尽量少食葱、姜等辛味之品，寒凉食物如瓜类尽量少食，不吃过冷、过辣、过黏的食物。

◆**推荐菜** 海米焓竹笋、木耳粥、糯米藕、栗子鸡、蟹肉丸子。

【寒露】

10月8～9日。太阳到达黄经195度时为寒露。此时养生的重点是养阴防燥、润肺益胃，同时要注意剧烈运动、过度劳累等，以免耗散精气津液。

宜Yes 多食些甘、淡、滋润的食品，可健胃养肺润肠，同时要注意补充水分。适宜食用的食物有萝卜、西红柿、莲藕、胡萝卜、冬瓜、山药、雪梨、香蕉、哈密瓜、苹果、水柿、提子、鸭肉、牛肉、豆类、海带、紫菜、芝麻、核桃、银耳、牛奶、鱼、虾等。

忌吃或少吃辛辣刺激、香燥、熏烤等类食品，如辣椒、生姜、葱、蒜类，因为过食辛辣宜伤人体阴精。

◆推荐菜 百枣莲子银杏粥、酱爆鸡丁、甘薯粥、海米冬瓜、西红柿炖牛腩。

【霜降】

10月23～24日。太阳到达黄经210度时为霜降。霜降表示天气更冷了。此时易犯咳嗽，慢性支气管炎也容易复发或加重。另外，要注意补气养胃。

宜Yes 以平补为原则。适宜的食品有洋葱、芥菜（雪里蕻）、山药、萝卜、紫菜、银耳、猪肉、牛肉、梨、苹果、橄榄、白果、栗子、花生等。

忌No忌食或少食辛辣食品，要少食多餐。

◆推荐菜 白果萝卜粥、五香牛肉、荔枝猪肉、花生米、大枣烧猪蹄。

【立冬】

11月7～8日。太阳到达黄经225度时为立冬。民间把立冬作为冬天的开始。此时饮食应以增加热量为主，起居养生重点重防"寒"。

宜Yes 适当食用一些热量较高的食品，特别是北方，同时也要多吃新鲜蔬菜，吃一些富含维生素、钙和铁的食物。适宜食用的食物有大白菜、卷心菜、白萝卜、胡萝卜、绿豆芽、油菜、洋葱、西红柿、红薯、苹果、香蕉、枣、梨、柑橘、豆腐、木耳、蘑菇类、羊、牛、鸡、鱼、虾、海带、牛奶、豆浆、蛋类、核桃、杏仁等。

忌No忌食或少食生冷，如螃蟹、海虾、西瓜和葡萄，但也不宜燥热，尤其不宜食过量的虾。

◆推荐菜 黑芝麻粥、砂锅生姜羊肉、糖醋带鱼、菠菜汤。

【小雪】

11月22～23日。太阳到达黄经240度时为小雪。此节气前后，天气阴暗，容易导致或复发抑郁症，因此，要选择性地吃一些有助于调节心情的食物。

宜Yes 多食热粥。热粥不宜太烫，也不可食用凉粥。本时节适宜温补，如羊肉、牛肉、鸡肉等；同时还要益肾，此类食物有腰果、山药、白菜、栗子、白果、核桃等。而水果首选香蕉。

忌No 忌食过于麻辣的食物。

◆**推荐菜** 白菜豆腐汤、羊肉白萝卜汤、葱爆羊肉、酱爆鸡丁、核桃山药粥。

【大雪】

12月6～8日。太阳到达黄经255度时为大雪。本时节宜温补助阳、补肾壮骨、养阴益精。同时此时也是食补的好时候，但切忌盲目乱补。

宜Yes 温补助阳、补肾壮骨、养阴益精。冬季应多吃富含蛋白质、维生素和易于消化的食物。宜食高热量、高蛋白、高脂肪的食物。温补食物有萝卜、胡萝卜、茄子、山药、猪肉、羊肉、牛肉、鸡肉、鲫鱼、海参、核桃、桂圆、枸杞、莲子等。

忌No 忌太过或乱补，不宜食用性寒的食品，如绿豆芽、金银花均属性寒，尤其脾胃虚寒者应忌食；螃蟹则属大凉之物，也不宜在初冬食用，否则会影响健康。

◆**推荐菜** 木耳冬瓜三鲜汤、红烧海参、萝卜牛腱煲、猪肉萝卜煲、蒜炒茼蒿。

【冬至】

12月21～23日。太阳到达黄经270度时为冬至。此节气对高血压、动脉硬化、冠心病患者来说，要特别提高警惕，谨防发作。

宜Yes 食种类要多样化，谷、果、肉、蔬菜合理搭配，适当选用高钙食品。食物要温热熟软，并且要清淡。宜食胡萝卜、西红柿、梨、猕猴桃、甘蔗、柚子等（同"大雪"）。

忌No忌盲目吃狗肉、虚实不分、无病进补。不宜吃浓浊、肥腻和过咸食品。切记萝卜不能和人参、西洋参、首乌同用，羊肉禁与南瓜同食。

◆**推荐菜**酱牛肉、蒜茸炒生菜、蒜茸油麦菜、羊肉炖白萝卜、炒双菇。

【小寒】

1月5～7日。太阳到达黄经285度时为小寒。小寒节气正处于"三九"，是一年当中最冷的时段。此时人们应注意"养肾防寒"。

宜Yes多食用一些温热食物来防御寒冷对人体的侵袭。这些食物有韭菜、辣椒、茴香、香菜、荠菜、南瓜、羊肉、猪肉、狗肉、鸡肉、鳝鱼、鲢鱼、木瓜、樱桃、栗子、核桃仁、杏仁、大枣、桂圆等。此时比较适合吃麻辣火锅和红焖羊肉。

忌No忌盲目进补，易造成虚者更虚、实者更实，使人体内平衡失调，出现许多不良反应。

◆**推荐菜**当归生姜羊肉汤、山药羊肉汤、栗子白菜、麻辣火锅、红焖羊肉。

【大寒】

1月20～21日。太阳到达黄经300度时为大寒。大寒期间是感冒等呼吸道传染性疾病高发期，所以应注意防寒。

宜Yes适当多吃一些温散风寒的食物以防风寒邪气的侵袭。饮食方面应遵守保阴潜阳的原则。饮食宜减咸增苦，宜热食，但燥热之物不可过食；食物的味道可适当浓一些，但要有一定量的脂类，保持一定的热量。宜食用的食材同"小寒"。适当增加生姜、大葱、辣椒、花椒、桂皮等佐料。

忌No忌黏硬、生冷食物，应少吃海鲜和冷饮。

◆**推荐菜**双菇猪肚煲、萝卜炒虾仁、木耳烧豆腐、羊肉炖白萝卜、糖醋胡萝卜丝。

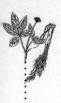

第二节

常见食物搭配宜忌

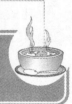

绿 茶

【适宜人群】 高血压、高血脂症、冠心病、动脉硬化、糖尿病患者、醉酒者。

【不宜人群】 发热、肾功能不良者，心血管疾病、便秘、消化道溃疡、神经衰弱、失眠患者，孕妇、哺乳期妇女。

【宜配食物】 人参、菊花、粳米、蜂蜜、牛奶、西瓜。

【禁忌搭配】 木耳、鸡蛋（不利消化吸收）、猪肉、羊肉（易引起便秘）、狗肉（易使人体吸收有害物质和导致癌物质）、白酒（加重心脏负担）。

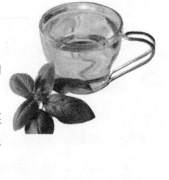

蜂 蜜

【适宜人群】 老年人、便秘患者、高血压患者、支气管哮喘患者。

【不宜人群】 糖尿病患者、未满 1 周岁的婴儿、脾胃泄泻及湿阻中焦的腹胀者。

【宜配食物】 梨、山药、茶、牛奶。

【禁忌搭配】豆浆（影响营养的吸收）；韭菜（易致腹泻）、葱（易致胸闷）、蒜（损害健康）、豆腐（对健康不利）、莴笋（易致腹泻）、鲫鱼、螃蟹（会引起中毒）。

板 栗

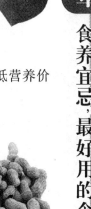

【适宜人群】中老年人腰酸腰痛、腿脚无力、小便频多者，老年肾虚、气管炎咳喘、内寒泄泻者。

【不宜人群】糖尿病患者忌食，婴幼儿及脾胃虚弱、消化不良者、患风湿病者慎食。

【宜配食物】薏米、红枣、鸡肉。

【禁忌搭配】杏仁（引起胃痛）、鸭肉（引起中毒）、牛肉（降低营养价值，不易消化）。

花 生

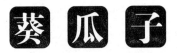

【适宜人群】营养不良、食欲不振、咳嗽者，脚气病患者，妇女产后乳汁缺少者，儿童、青少年及老年人。

【不宜人群】胆病患者，血黏度高或有血栓者，体寒湿滞及肠滑便泄者，内热上火者。

【宜配食物】木瓜、芹菜、红豆、蛋黄、红葡萄酒、牛奶、牛筋、鲤鱼、红枣等。

【禁忌搭配】黄瓜（易引起消化不良）、螃蟹（可能引起腹泻）。

葵 瓜 子

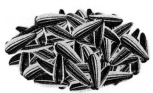

【适宜人群】癌症、高血压和神经衰弱者，脑力

劳动者，学生。

【不宜人群】糖尿病患者、肝病患者。

【宜配食物】冰糖、黑米。

【禁忌搭配】甜椒（影响维生素 E 的吸收）。

核桃

【适宜人群】肾虚、肺虚、神经衰弱、气血不足、癌症患者，脑力劳动者，青少年。

【不宜人群】腹泻、阴虚火旺者，痰热咳嗽、便溏腹泻、素有内热及痰湿重者。

【宜配食物】山楂、芹菜、百合、梨、芝麻、哈密瓜、红枣、牛奶。

【禁忌搭配】黄豆（可致腹痛、腹胀、消化不良）、白酒（易致血热）、鸭肉（对健康不利）、甲鱼（可能导致中毒）。

豆腐

【适宜人群】老年人、孕产妇、儿童，更年期、病后调养期人群，肥胖、皮肤粗糙、脑力工作、经常加夜班者。

【不宜人群】小儿消化不良者，痛风及血尿酸浓度高者。

【宜配食物】蘑菇、金针菇、香菇、白菜、木耳、海带、虾、泥鳅、鱼、白萝卜、油菜等。

【禁忌搭配】鸡蛋（影响蛋白质吸收）、菠菜、葱（影响营养素的吸收）、蜂蜜（产生对人不利的生化反应）、红糖（不利于健康）、牛奶（降低营养价值）、核桃（可致腹胀、腹痛、消化不良）、猪肝（会令人发痼疾）、猪肚（不利于健康）。

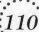

红 薯

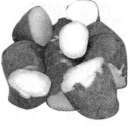

【适宜人群】痢疾、泄泻、酒积、湿热、黄疸、遗精、白浊、血虚、月经失调者。

【不宜人群】胃酸多者、脾胃虚寒者不宜多食。

【宜配食物】莲子、猪排、肉类等。

【禁忌搭配】香蕉（引起身体不适）、柿子、番茄、螃蟹（易导致胃结石）、豆浆（影响消化吸收）、鸡蛋（易致腹痛）。

山 药

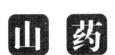

【适宜人群】糖尿病、慢性胃炎患者，腹胀、病后虚弱、长期腹泻者。

【不宜人群】大便燥结者。

【宜配食物】蜂蜜、莲子、黄芪、杏仁、芝麻、核桃、鸭肉、羊肉等。

【禁忌搭配】油菜（影响营养吸收）、香蕉、柿子（引起胃胀、腹胀、呕吐）。

萝 卜

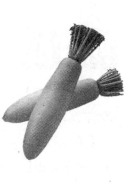

【适宜人群】大便不畅、胃胀烧心、肥胖者等。

【不宜人群】脾虚泄泻、胃溃疡、十二指肠溃疡、慢性胃炎、单纯甲状腺肿、先兆流产、子宫脱垂等患者。

【宜配食物】金针菇、大米、豆腐、猪肉、鸡肉、牛肉等。

【禁忌搭配】橘子、苹果、梨（诱发甲状腺肿大）、木耳（易引起皮炎）、蛇肉（会引起中毒）、人参（失去营养价值）。

黄 瓜

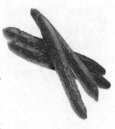

【适宜人群】肥胖病、高胆固醇、动脉硬化、糖尿病患者等。

【不宜人群】肝病、心血管病、肠胃病、慢性支气管炎患者。

【宜配食物】马铃薯、豆腐、木耳、蒜、乌鱼等。

【禁忌搭配】辣椒、菠菜、番茄、柑橘（降低营养价值）、芹菜（破坏维生素 C）。

香 菇

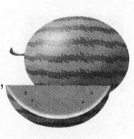

【适宜人群】贫血、肝炎、肿瘤、佝偻病、麻疹及食欲不振等患者。

【不宜人群】脾胃寒湿气滞、皮肤瘙痒病患者。

【宜配食物】蘑菇、菜花、西兰花、油菜、毛豆、薏米、猪肉、鲤鱼等。

【禁忌搭配】野鸡（容易引发痔疮）、驴肉（引起腹痛、腹泻）。

西 瓜

【适宜人群】高血压、急慢性胃炎、胆囊炎患者，高热不退者。

【不宜人群】糖尿病患者，脾胃虚寒、湿盛便溏者。

【宜配食物】冰糖、薄荷。

【禁忌搭配】蜂蜜（影响营养吸收）、白酒（造成营养流失）。

【适宜人群】口干烦躁、咽干喉痛者，大便干燥、痔疮、大便带血者，饮酒过量而宿醉未解者。

【不宜人群】急慢性肾炎及肾功能不全者忌食。

【宜配食物】燕麦、苹果、巧克力、牛奶、冰糖。

【禁忌搭配】红薯（引起身体不适）、芋头、山药（导致腹胀、腹痛）、马铃薯（致面部生斑）。

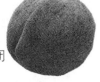

【适宜人群】胸膈满闷、恶心呕吐者，饮酒过多、宿醉未醒者。

【不宜人群】糖尿病患者、脾胃虚、腹泻腹痛者。

【宜配食物】柑橘、猕猴桃、米酒等。

【禁忌搭配】牛奶（影响蛋白质和钙的吸收）、虾（影响消化，引起呕吐）、猪肉（引起恶心、腹痛）。

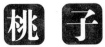

【适宜人群】气血两亏、面黄肌瘦、心悸气短、便秘、闭经、瘀血肿痛等。

【不宜人群】内热偏盛、易生疮疖者，糖尿病患者，婴儿、孕妇，月经过多者。

【宜配食物】莴笋、牛奶等。

【禁忌搭配】萝卜（诱发甲状腺肿大）、甲鱼（导致腹痛、腹泻）、烧酒（会使人昏迷，甚至导致死亡）。

苹 果

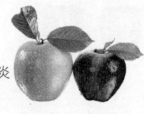

【适宜人群】肥胖、胃炎、腹泻、高血压、结肠炎患者等。

【不宜人群】胃寒、脾胃虚弱者。

【宜配食物】枸杞、牛奶、银耳、鱼肉等。

【禁忌搭配】萝卜（诱发甲状腺肿大）、绿豆（易致中毒）、鹅肉（易致腹泻）。

鸡 蛋

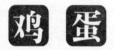

【适宜人群】体弱消瘦、中虚食少、产后缺乳、病后虚弱、营养不良性水肿患者等。

【不宜人群】高热、腹泻、肝炎、肾炎、胆囊炎、冠心病患者等。

【宜配食物】苦瓜、韭菜、百合、白糖、羊肉、牛肉等。

【禁忌搭配】豆浆（影响蛋白质吸收）、蒜（性味功能相悖）、茶（对胃有刺激，不利于消化吸收）、兔肉（容易导致腹泻）、甲鱼（性味相悖，影响健康）、鲤鱼（性味相悖，会生异味）等。

鸭 肉

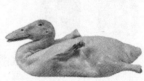

【适宜人群】营养不良、病后体虚、低热、水肿者等。

【不宜人群】寒性痛经、胃痛、腹泻患者等。

【宜配食物】山药、豆豉、酸菜等。

【禁忌搭配】栗子（容易引起中毒）、蒜（功能相克，食则滞气）、甲鱼（阴盛阳虚，水肿腹泻）等。

鸡 肉

【适宜人群】气血不足、营养不良、产后缺乳及贫血患者等。

【不宜人群】高血压、冠心病、胆结石、胆囊炎患者等。

【宜配食物】栗子、枸杞、竹笋、木耳、金针菇、油菜、红豆、人参、冬瓜、萝卜、洋葱、海参、菜花、辣椒、丝瓜等。

【禁忌搭配】芹菜（伤元气）、糯米（会引起身体不适，胃胀，消化不良）、芥末（生热助火）、李子（引起痢疾）、菊花（容易导致中毒）、狗肾（会引发痢疾）、兔肉（引起腹泻）、鲫鱼（导致生痈疮）、鲤鱼（功能相克，导致生痛疖）等。

羊 肉

【适宜人群】胃寒、气血两虚、体虚、骨质疏松者等。

【不宜人群】高血压、感冒、肠炎、痢疾患者等。

【宜配食物】生姜、香菜、杏仁、当归、米酒、鸡蛋等。

【禁忌搭配】西瓜（伤元气）、梨（阻碍消化、导致腹胀肚痛、内热不散）、茶（容易导致便秘）、竹笋（引起中毒）、梅干菜（会引起胸闷）、乳酪（不利于健康）等。

猪 肉

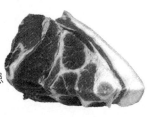

【适宜人群】气血不足、心悸、腹胀、痔疮患者等。

【不宜人群】肥胖、高血脂、心血管疾病患者等。

【宜配食物】山楂、蒜、冬瓜、蘑菇、豆苗、芋头、竹笋、白菜、海带、香菇、木耳、萝卜、茄子、香菜、豆类等。

【禁忌搭配】菊花、百合、杏仁、羊肝、牛肉、驴肉、虾、鲫鱼、田螺等。猪肉与菊花、百合搭配容易导致中毒；与杏仁搭配容易引起腹痛；与羊肝搭配容易导致气滞胸闷；与驴肉搭配容易导致腹泻；与虾搭配耗人阴精；与鲫鱼搭配易产生不良反应；与田螺搭配会损伤肠胃。

第三节

食物与器具搭配的学问

食 物与铁质器具搭配禁忌

在我国，铁质炊具的使用大约有了上千年的历史，可以说是目前最为安全的厨具了。铁锅对防治缺铁性贫血有着非常好的辅助作用，因此，不少专家都推荐使用铁锅。由于精盐、醋对高温状态下铁的作用，加上锅铲、勺等的摩擦，使锅内层表面的无视铁脱屑成直径很小的粉末。这些粉末被人体吸收后在胃酸的作用下转变成无机铁盐，从而变成人体的造血原料，发挥其辅助治疗作用。

通常来说，成年人每日的膳食中能摄入 15～20 毫克铁就足够了。摄入过量的铁，一是损害胰腺，引起胰岛素分泌不足，导致铁源性糖尿病；二是损害肝脏，引起肝病等。

1. 如何选购铁锅 我们在挑选铁锅的时候应选择内外光滑、厚薄均匀、没有沙眼、锅底及锅耳平整端正的。好锅的厚薄分布情况是：靠近锅底火力比较集中的地方较厚一些，锅身部分较薄，而锅边处再稍稍厚一些。

2. 新锅如何除味 新铁锅会把食物染黑，减少食物营养。因此，新买回的铁锅一定要除干净怪味。可在铁锅内加些精盐，上火将精盐炒黄，再用精盐擦锅，然后用干净布把锅擦干净。最后在锅内放些水和油，煮开后，锅就好用了。

3. 千万不要用铝铲 我们知道铁制餐具安全性好，但是若与铝制餐具搭配使用会对人体带来更大的危害。使用铝制餐具时，往往会有铝屑脱落，遇酸或碱性物质即可形成铝离子进入食物，再随食物进入人体。研究发现，铝在人体内积累过多，可引起智力下降、记忆力衰退和老年性痴呆。

4. **不用钢丝球刷锅**　在刷锅的时候，我们应该尽量少用钢丝球，这样可以避免铁锅表面保护其不生锈的食油"保护层"被刷尽。刷完锅后，还要尽量将锅内的水擦净，以防生锈。如果有轻微的锈迹，可用醋来清洗。

铁锅⊗富含鞣质的食物

鞣质可以与铁元素形成不溶解的物质，大黄、丁香、五味子、红糖制品、茶、咖啡、可可等富含鞣质的食物，不可以用铁锅烹煮，否则形成的不溶解物质不仅难以消化，而且对人体有害。

铁锅⊗水果汁、醋类饮料、醋类等

铁在酸性环境中加热，宜形成亚铁盐类。有的亚铁盐是具有一定的毒性的，有的则使蛋白质迅速凝固，影响食物的吸收，降低食物的营养价值。

铁锅⊗山楂、杨梅、海棠等酸性果品

酸性果品不能用铁锅煮。这是因为酸性果品中含有果酸，遇铁后会发生化学反应，将铁溶解，产生一种低铁化合物，食用后可引起中毒。低铁化合物中毒的潜伏期较短，一般在吃后 1 小时左右，就会出现恶心、呕吐、腹痛、腹胀、腹泻、舌头和牙龈变色等症状。还有可能出现凝血、缺氧等症状，甚至会危及生命。

铁锅⊗绿豆

煮绿豆汤不宜用铁锅。这是由于绿豆皮中的类黄酮可以同金属离子发生化学作用，形成颜色较深的复合物——单宁铁，使汤汁变成黑色。这种反应虽然没有毒性物质产生，却会影响味道和人体对铁元素的消化吸收。所以，煮绿豆汤时用铁锅最不合适，而用砂锅最为理想。

铁锅⊗莲藕

莲藕中含有一种化学成分，即单宁，又称鞣质。鞣质变色的另一种原因是与金属生成深色的鞣质盐，如遇铁后变成暗蓝色或暗绿色，使白藕变黑。吃了这种藕，起不到滋补清热的作用不说，还会引起肠胃不适。煮藕时切忌用铁锅，以用砂锅为宜；切藕时最好用不锈钢刀。如何除铁锈：可在生锈部位涂点醋，再用水刷洗，即可去除；如果锈得厉害，可用石蜡溶液除锈，经石蜡溶液擦过的铁锅，即使暂时不用也不易生锈。

食 物与铜质器具搭配禁忌

铜制的炊具非常精美，其表面光亮亮丽，十分美观，唯一不足的是，如果经常使用则会对人体产生危害。铜本身虽不会使人中毒，但它会破坏食物中的维生素，加速维生素 C 的氧化。另外，铜在潮湿的空气中极易与空气中的二氧化碳和水发生化学反应，在炊具表面生出铜锈，这种物质对人体有害，人食用后会引起急性中毒。因此，不宜经常使用铜制炊具。

1. **警惕铜绿的出现**　在潮湿的环境中，铜特别容易生成一种有毒物质——铜绿。即便是如此，在北方地区，冬天的时候仍然有很多人喜欢使用铜制火锅涮羊肉，如果使用前未将铜绿清除干净，这种有毒物质就会随食物一同进入人体，使人出现恶心、呕吐、腹痛等中毒症状。

2. **警惕破损**　宜选用内层完好的铜锅。绝对不要用没有内层，或者怀疑内层已有损坏的铜锅来烹煮或盛放食物。

3. **除铜绿的妙招**　在清洗铜锅的时候，可以用精盐水泡铜锅上的污渍，再用浸有姜汁的布擦拭效果更好。假如是水管等铜制器具生锈产生铜绿，可用量筒量取 20 毫升浓氨水放入烧杯中，再注入 40 毫升蒸馏水，用玻璃棒搅拌一下，配成氨水溶液，能与铜绿发生反应，生成可溶性的蓝色铜氨化合物，将铜绿除去。

铜⊗醋

醋与铜器不宜长久接触，否则易产生铜绿，用这种铜器盛放食品或烹炒菜肴，则易中毒。铜绿中毒后表现为溶血、少尿、休克、中枢神经抑制，重者死亡。

铜⊗羊肉

《本草纲目》记载："羊肉以铜器煮之，男子损阳，女子暴下物，性之异如此，不可不知。"铜遇酸碱高热，皆可起化学变化而生成铜盐，而羊肉为高蛋白食物，其生化成分极为复杂，在用铜器蒸煮时，可能会产生某种有毒物质，有害人体健康。

铜⊗酸性饮料

铜与酸性饮料中的二氧化碳作用产生碱式碳酸铜，与柠檬酸作用产生柠檬酸铜，这些都是有毒物质，污染后的饮料，味觉苦涩。人中毒后出现舌苔变黑、恶心、呕吐等消化道症状。因为维生素C对氧很敏感，铜有促进维生素C氧化的作用，所以烹调含有维生素C的蔬菜时，应避免使用铜锅。

铜制食具⊗牛奶

不宜采用铜器加热牛奶，铜能加速对牛奶中维生素的破坏。尤其是在加热过程中，铜和牛奶中的一些物质发生的化学反应具有催化作用，会加快营养素的损失。不宜采用铜器烧水。虽然铜制食具的表面和内部常镀有隔离层，但用铜壶烧的开水中，亚硝酸盐的含量比生水中的高。亚硝酸盐可使血红蛋白失去携氧能力，导致机体组织缺氧，同时在胃酸环境中与眩合成亚硝酸胺，亚硝酸胺是致癌的活性物质。

食物与铝质器具搭配禁忌

虽然说铝是人体中必需的微量元素之一，但是过多地吸收铝会对机体产生毒害，比如干扰磷的代谢，阻止磷的吸收，以及产生的种种骨骼病变等，这些都对人体有着巨大的影响。除此之外，对中枢神经系统也有毒害，可引起记忆力减退、神经紊乱、老年性痴呆等症。

1. 不要长时间存放饭菜 剩饭剩菜如果长期存放在铝制餐具里，不仅会毁坏餐具，而且菜汤里会有较多的铝，它们和食物发生化学变化，生成铝的化合物。长期、大量食用铝和铝化合物的食物会使人体慢性中毒，破坏人体正常的钙、磷比例，影响人的骨骼、牙齿的生长发育和新陈代谢，还会影响某些消化酶的活性，使胃的消化功能减弱。因此，不能长时间将菜类、汤类食物存放在铝制餐具里。

2. 使用前加热 在使用铝制餐具前，应略加热一下，使水膜和油腻形成致密的氧化膜，这样能够有效避免其氧化层破损处的氧化，减少铝的氧化，以减少铝的渗出，从而保护人体健康。

3. 如何防止铝锅变黑 一种方法是将新买来的铝锅放在淘米水中煮沸，过一段时间即会在铝锅上形成一层银色的薄膜，这样就可以防止铝锅日后变黑。另外一种方法是新购铝锅之后，先炖煮某种富含油脂的食品，如肉类等，这样油脂布满铝锅内的微细凹孔会有效防止铝锅变黑，还具有一定的防腐能力。不过，铝锅用的时间长了里面一般都会出现黑色斑点或白色沉淀物，这对人体无害，不要用钢刷使劲刷，以免破坏氧化铝的保护膜。如果想擦掉也可以，只要加一点醋洗刷或将苹果片放锅内加水煮，锅的焦黑即可除去。

铝锅⊗碱（豆类煮粥加碱）

铝能跟碱性溶液起反应，生成铝酸盐。铝酸盐溶解后释放出的铝离子可随食物进入人体，但数量不大，正常人一般不会中毒。但若肾功能衰竭或肠壁功能异常，通透性变强时，则铝的吸收量可能增多，久而久之就会造成危害。人们用豆类煮粥使用铝锅时，最好不用或少用碱。

铝锅⊗醋、酸性食物或饮料

铝是典型的两性元素，遇酸遇碱都起反应，生成相应的铝盐或铝酸盐。可溶性铝化物（如醋酸铝、氯化铝等）有毒。另外，如将酸性饮料在铝器内加热或储存，或铝锅炒菜时加醋都能使铝器释出更多的铝离子，污染食品，长期食用有害健康。

铝器⊗啤酒

烧水的铝壶或是保温瓶内壁常挂有许多水垢，水垢中含有镁、钙以及对身体有害的含硫物质等，而啤酒呈弱碱性，水垢中有害物质与啤酒反应或溶于啤酒中而对人体有害。尤其是铝壶，除含有水垢外，其内壁还有一层氧化薄膜，系两性氧化物，铝又是两性金属元素，能慢慢溶解于啤酒中，不仅使铝壶受到腐蚀，而且长期饮用这种啤酒还会引起慢性中毒。所以，不要用铝壶盛装啤酒，特别是孕妇更不能饮用。

铝器⊗精盐

精盐能破坏铝的氧化膜。加精盐烧煮的菜及汤类食物，长时间盛放在铝锅内不仅会毁坏铝锅，而且一旦氧化膜遭到破坏后，就会有较多的铝溶解在菜和汤里，并和食物发生化学变化，生成铝的化合物。

铝器⊗蛋液

铝制食具中的化学物质，在遇鸡蛋液就会发生化学反应，使蛋清变为灰色，蛋黄变为绿色，既影响蛋品菜肴的正常色泽，食后还对人体不利。因此，搅拌鸡蛋不要用铝器，最好是用瓷制器皿。

铝器⊗过夜存放食物或水

水或食物与铝器接触时间过长，铝会部分地进入水或食物中。人体长期过量摄入铝，容易引起大脑衰老等症状，故不宜用铝制品过夜存放食物或水。

铝锅⊗牛奶

煮牛奶千万别使用铝锅，铝锅会与牛奶产生化学变化，破坏牛奶中的营养成分，不易人体消化吸收，有时还会引起肠胃不适。

如何减少铝对人体的危害：

忌过食油条、烧饼。油条、烧饼掺有明矾，而明矾正是含铝的食物添加剂。

忌过食面食、糕点。蒸制的面食、糕点（如馒头、花卷、发糕）中的发酵粉，也是含有铝的食物添加剂。

忌喝过量的浓茶。茶叶有铝成分存在，嗜饮浓茶者摄取铝的量更多。慎用铝制容器、炊具。

食物与不锈钢器具搭配禁忌

不锈钢的厨具在日常生活中有着很好的使用效果，由于其制成的器具美观耐用，因此，越来越多地被用来制造厨具，并逐渐进入广大家庭。不锈钢指耐空气、蒸汽、水等弱腐蚀介质或耐酸、碱、精盐等化学侵蚀性介质腐蚀的钢，是由铁铬合金再掺入其他一些微量元素制成的。虽然不锈钢的金属性能良好，并且比其他金属耐锈蚀。但是，如果使用者缺乏有关方面的使用知识或者使用不当，那么，不锈钢中的微量金属元素同样会在人体中慢慢累积，当达到某一限度时，就会危害人体健康。所以使用不锈钢厨具、餐具时必须了解一些宜忌事项。

1. **如何选购** 能被磁铁吸引的餐具是含铬不含镍的制品，防锈蚀性能较差；不能被磁铁吸引的餐具，才是既含铬又含镍的制品，防锈蚀性能较高。餐具上印有"13～0""18～0""18～8"3 种代号的是用不锈钢生产的餐具，代号前面的数字表示铬含量，后面的数字则代表镍含量，铬是使产品不生锈的材料，而镍是耐腐蚀材料。如"13～0"即含铬13%，不含镍。不锈钢餐具成品上都应打印代号，如没有印类似代号即为伪劣商品。

2. **不宜长时间存放强酸或强碱性食品** 不可用不锈钢餐具长时间盛放精盐、酱油、醋、菜汤等，因为这些食品中含有很多电解质，如果长时间盛放，则不锈钢与这些电解质起化学反应，使有毒的金属元素被溶解出来。也不要用不锈钢餐具长时间盛放强酸食品，如鱼、肉、海产品等，以及强碱性食品，如蔬菜、瓜果、黄豆等，以防铬、镍等金属元素溶出。

3. **不要让锅底有水渍** 在使用不锈钢锅时，不要让锅底有水渍。特别是在煤球炉上使用时，由于煤球内含有硫，燃烧时会产生二氧化硫和三氧化硫，它一遇到水就要生成亚硫酸和硫酸，对锅底起腐蚀作用。

不锈钢食具⊗酱油、醋、菜汤

使用不锈钢餐具或炊具时应注意，不可长时间存放酱油、醋、菜汤等。因这些食物中含许多电解质，若长时间盛放会起化学反应，使有毒金属元素溶解出来。

不锈钢食具⊗精盐

用不锈钢存储精盐，精盐会与空气中的水分慢慢溶解，含精盐的溶液相当于天然的强电解质溶液，容易与不锈钢形成化学腐蚀。没过多久不锈钢不再光亮如新，会有一层乌黑色薄膜产生。特别是一些质量较差的不锈钢，含有较多杂质，更容易产生化学腐蚀。

不锈钢器具⊗中药

不宜用不锈钢器具熬中药，因中药含多种生物碱、有机酸等成分，特别在加热条件下，很容易与不锈钢引起化学反应，使药物失效，甚至生成某些毒性更大的化合物。

不锈钢炊具⊗酒类

用不锈钢炊具进行高热烹炒时，要使用料酒，因为酒中的乙醇可将铬、镍溶解。铬进入人体后形成的一种具有生物活性的物质，在胰岛素存在时，可刺激人体内的脂肪大量吸收葡萄糖，使二氧化碳产量增高，造成机体代谢紊乱。大量的铬会对肝肾功能造成损害。切勿用强碱性或强氧化性的化学药剂清洗不锈钢炊具，如小苏打、漂白粉、次氯酸钠等进行洗涤。因为这些物质都是强电解质的，同样会与不锈钢起电化学反应。

食 物与镀锌器具搭配禁忌

锌参与200多种酶的合成，是人体重要的必需微量元素之一，其对人的生长发育、免疫系统功能、组织再生能力都有着非常重要的作用。因此，很多人选择镀锌容器，以为这样可以补充人体的锌元素。事实上，镀锌容器也有一定的使用宜忌，如果人体的锌元素过多也会产生中毒的现象。

那么，什么是镀锌呢？镀锌是指在金属、合金或者其他材料的表面镀一层锌以起到美观、防锈等作用的表面处理技术。现在主要采用的方法是热镀锌。它的主要特点就是轻便、美观。宜用软布擦拭：镀锌餐具表面的尘埃、油腻，应用去污粉或蘸些细精盐擦一下，切勿使用砂粒或硬质物摩擦，以免损伤镀锌面光泽。

镀锌容器⊗酸性饮料

锌不溶于水，但易溶于酸性溶液中，即使在弱酸性溶液中也易溶解，一般如柠檬汁、酸梅汤、醋酸对锌的溶解度相当大。锌被溶解后以有机酸盐的形式进入食品，人食用后就会中毒。禁止使用镀锌容器和工具盛放、煮制、加工、运输和保存酸性食品，如果汁、果酱、番茄酱、酸牛奶、酸菜及食醋等，用镀锌铁桶装牛奶也很危险。用镀锌容器配制酸性饮料，即制即饮用无妨，但在容器中盛放一日后再饮用即可发生程度不等的中毒症状。

镀锌容器⊗海棠果、苹果、山里红

海棠果、苹果、山里红这些水果，皆含有大量有机酸，在加热炖煮的情况下，使锌大量溶解，而混入食物，故易引起中毒。

锌中毒的五大原因

❶空气、水源、食品被锌污染，可造成锌过量进入人体。

❷临床误治，若大量口服、外用锌制剂或长期使用锌剂治疗，都可以引起锌中毒。

❸意外口服氧化锌溶液，其腐蚀性强。

❹吸入氧化锌烟雾，多见于铸造厂工人。

❺长期过量摄取含锌食物会影响铜代谢，造成低铜，可影响胆固醇代谢。

食物与搪瓷器具搭配禁忌

搪瓷器具有很好的耐酸碱腐蚀性，化学性能稳定，是生活中较为理想的餐具。唯一不足的是，搪瓷器具都是用铁制品烧上珐琅制成，珐琅质中含有硅酸铅之类的铅化合物，如果加工不好就不能保证对人体健康完全没有害处。因此，在选购时，应尽量挑选高品质的产品。

搪瓷器具具有很好的机械强度，同时有着较好的耐热性，可以经受较大范围的温度变化。搪瓷制品的缺点是遭到外力撞击后，往往会有裂纹、破碎。带有彩色图案的陶瓷餐具由坯、釉、彩三部分组成。选购搪瓷器具时要求表面光滑平整，搪瓷均匀，色泽光亮，无透显底粉与胚胎现象。

1. **如何选购** 我们知道高品质的搪瓷器具，釉质均匀，完全覆盖表层，没有裂纹（因为它是由铁做原料的，当有破损时就会生锈），并且其重量基本上可以忽略不计。事实上，如果太重的话，很可能是釉质过厚，会造成受热不均，反而釉质破裂的可能性更大。釉质均匀可以保证餐具加热均匀，即使裂了也不会掉瓷。总之，表面光滑平整，搪瓷均匀，色泽光亮，无透显底粉与胚胎现象的搪瓷器具是首选。

2. **温水清洗** 因为搪瓷器具外面有一层珐琅，而珐琅质含有对人体有害的珐琅铅及铅化物，这些物质在消毒柜高温作用下会逐渐分解附着于餐具上，如随食物进入人体就会危害健康。所以搪瓷器具不能放入高温的消毒柜，只能用温水清洗。

3. **软布擦拭** 搪瓷器具表面的尘埃、油腻，应用肥皂水、去污粉或蘸些细精盐擦一下，切勿使用沙粒或硬质物摩擦，以免损伤瓷面光泽。

搪瓷器具⊗酸性食物

研究发现，搪瓷器具表面的瓷是由硅酸钠与金属盐组成的，其中铅含量很多，还含有铋、镉和锑等有毒金属元素。经过100℃温度和一定时间煮沸，也可溶出一定量的铅和镉。特别是在酸度较高的人体胃液中，其溶解度相当大，如铅在胃液中的溶解度可高达59.8%～77.9%。所以，不能选用那些挂釉劣质搪瓷器具来盛放酸性食物，如果盛放了酸性食物，千万不要把它摄入体内。如咖啡类酸性热饮料，用搪瓷器具贮存或饮用，容易使搪瓷器具中的铅析出。不能用普通的搪瓷器具加热烹煮食物。因为搪瓷器具外涂有珐琅层，其中含有对人有害的毒物。在烹煮时，这种有害物质会溶解到食物中，使人中毒，最终损害健康。

食物与塑料器具搭配禁忌

目前，随着经济的高速发展，我国在食品工业、家用食具和食品包装中常用的塑料有聚乙烯、聚丙烯、聚苯乙烯、聚氯乙烯、尿醛、三聚氰钾醛、酚醛等。其中，前三种塑料，有的毒性较低，有的本身无毒，后四种在盛放食品时有一定的禁忌。塑料制品有重量轻、绝缘、防腐、导热低的优点，但有遇热起化学反应、变形的缺点。虽然并不是所有的塑料制品都含有毒物质，但是，现在的塑料材料来源很复杂，有些是废旧塑料、医疗垃圾，甚至农药瓶，消费者无法辨认，使用起来也存在很大隐患。

1. **如何选购** 在我们选购塑料餐具的时候，首先要看标识是否完整，其次看产品。产品的表面应平滑，没有污点、杂质、划痕、裂纹等，没有脱色、褪色现象，还可闻一闻看有没有刺激性味道等。最重要的还是要看产品标识，产品须标明厂家名称或商标、材质、使用温度等说明，比如产品有不耐热水、不适用于微波炉、不能接触油质等要求，也应标明，不标就视作可使用。

2. **不要长时间蒸煮** 对于塑料餐具，千万不要长时间蒸煮消毒，煮沸的牛奶或开水等应冷却到80℃以下再灌入塑料奶瓶。洗塑料奶瓶时用温水较适宜。

3. **洗涤注意** 洗涤塑料制品的时候，不能使用硬质颗粒的去污剂擦洗，因为这样会使塑料制品的表面产生众多细小纹路，长此以往，会导致塑料制品藏污纳垢，也不利于清洗。

4. **不要用塑料袋盛放热食** 塑料袋含有聚氯乙烯，如果用塑料袋盛放温度较高的熟食，其毒性甚至大于餐具不消毒。专家指出，许多餐馆使用的薄膜塑料袋以聚氯乙烯为原料加工而成，多数是再生塑料。这种含有聚氯乙烯的塑料袋，遇到高温会释放出氯等有毒物质。刚出锅的油条和热腾腾的稀饭、面食，温度大约有90℃，如此饮食，时间久了有可能引起慢性中毒。

酚醛塑料⊗醋、酸性溶液

酚醛塑料是由酚和甲醛聚合而成，如制造过程中反应不完全，即会有大量游离甲醛存在。且此种塑料遇酸性溶液可能分解，将甲醛和酚游离出来。甲醛是一种细胞原浆毒，可使肝脏出现淋巴细胞浸润。

聚乙烯塑料⊗油脂

聚乙烯塑料本身毒性很低，因其化学稳定性较高而生物活性很低的缘故，在食品卫生学上属于最安全的塑料。但聚乙烯塑料中也有一些低分子量聚乙烯易溶于油脂，用低密度聚乙烯制成的容具盛放食用油，则会有一些分子溶到油脂中去，使油脂具有蜡味。

聚氯乙烯制品⊗酒

聚氯乙烯中的氯乙烯单体能够溶入食品，若以聚氯乙烯容器装酒，酒中的氯乙烯单体可达每千克 $10 \sim 20$ 毫克。这种物质有致癌作用，能引起肝血管肉瘤。由于氯乙烯在肝中的中间代谢产物——氧化氯乙烯有强烈的烷化作用，易与 DNA 结合，引起细胞突变，导致肿瘤的形成。如何辨别劣质塑料袋呢？不合格的食品塑料袋都有一些特点，首先就是被染色的，红色、黑色、蓝色、深色等；其次就是有异味，因为添加了一些化学物质，常有异味；再次就是对着光线或阳光看里边有杂质，废料做的通常有黑点、污点、油污等；而且劣质塑料的强度通常都比较差，很容易撕破。

如何鉴别塑料袋有无毒性

抖动检测法：用手抓住塑料袋一端用力抖，发出清脆声者无毒；声音闷涩者有毒。

火烧检测法：无毒的聚乙烯塑料袋易燃，火焰呈蓝色，上端黄，燃烧时像蜡烛泪一样滴落，有石腊味，冒烟少；有毒的聚氯乙烯塑料袋不易燃，离火即熄，火焰呈黄色，底部呈绿色，软化能拉丝，发出盐酸的刺激性味道。

感官检测法：无毒的塑料袋呈乳白色、半透明或无色透明，有柔韧性，手摸时有润滑感，表面似有蜡；有毒的塑料袋颜色混浊或呈淡黄色，手感发黏。

用水检测法：把塑料袋置于水中，并按入水底，无毒塑料袋比重小，可浮出水面；有毒塑料袋比重大，在水中下沉。

第四节

中药食养搭配宜忌

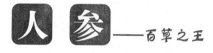
人 参 ——百草之王

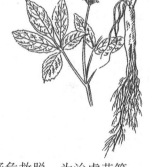

　　人参为五加科植物人参的根。栽培者为"园参"，野生者为"山参"。多于秋季采挖，洗净；园参经晒干或烘干，称"生晒参"；山参经晒干，称"生晒山参"；经水烫，浸糖后干燥，称"白糖参"；蒸熟后晒干或烘干，称"红参"。人参能大补元气，拯危救脱，为治虚劳第一要品，故常用于元气欲脱，神疲脉微之症。凡大病、久病、失血等导致面色苍白、精神萎靡、脉动微欲绝者，均可急用本品一味煎服。人参味甘、微苦、性微温，归脾、肺、心、肾经，气雄体润，升多于降。具有补气固脱、健脾益肺、宁心益智、养血生津的功效。主治大病、久病、失血、脱液所致元气欲脱，神疲脉微；脾气不足之食少倦怠，呕吐泄泻；肺气虚弱之气短喘促，咳嗽无力；心气虚衰之失眠多梦，惊悸健忘，体虚多汗；津亏之口渴，消渴；血虚之萎黄，眩晕；肾虚阳痿，尿频，气虚外感。

人参☑莲子	人参若与莲子搭配炖食，可补气健脾。对于病后体虚、食少、疲倦、自汗、泄泻等症有一定的辅助食疗效果。
人参☑粳米	人参若与粳米煲粥同食，对于五脏虚衰、久病羸瘦、劳伤亏损、失眠健忘、性功能减退等症有一定的辅助食疗效果。
人参☑甲鱼肉	经常食用人参和甲鱼肉能起到滋阴补阳的作用，使人体阴阳恢复到相对平衡的状态，从而达到强身健体、祛病延年的功效。特别适宜于中老年及体质虚弱者进补。
人参☑鸽肉	人参与鸽肉同炖，可补虚扶弱，对于气津不足、虚劳体弱、食少倦怠、虚汗气短、形体消瘦者疗效颇佳。
人参☑山药+鸡肉	人参若与山药、鸡肉同炖食，可补气养血，健体驻颜。对于气血虚弱、身体羸瘦、容颜憔悴、精神疲乏者食疗效果显著。
人参☒兔肉	人参能大补元气，有补脾益肺、生津、安神益智之功效；兔肉性寒，二者功能相悖。
人参☒葡萄	人参能大补元气，有补脾益肺、生津、安神益智之功效；葡萄气味寒凉，与人参同食会导致腹泻。
人参☒茶	人参中含有蛋白质、多肽、多糖等成分；茶中含有单宁，有一定的收敛作用。二者若同食，极易生成沉淀，影响吸收而降低药效。
人参☒白萝卜	人参味甘微温补气，白萝卜味辛性凉、通气行水。二者性味功用相反，若同食，易引起身体不适，损害人体健康。

很灵的食疗食补食养治病一本通

食疗秘方

肺气虚： 人参 3 克，核桃 10 克，煮汁代茶常饮。

补虚、抗衰老： 人参 30 克，白酒 1000 克。人参切片，投入白酒中，密封浸泡 10 天后服，每次 25 毫升，每日 2 次。

人体虚弱： 人参 6 克，大枣 10 枚，水煎服。

名医提醒

食用人参一定要注意季节变化。一般来说，秋冬季节天气凉爽，进食比较好；而夏季天气炎热，则不宜食用。糖参的补气作用较弱，适用于儿童。不过其属性偏凉，如果体质是脾虚有寒，即肠胃功能较弱及湿痰咳嗽的人就不宜食用。红参属温性，补气的功效较强，因此适用于体质虚寒、元气衰弱、气虚欲脱的人士。高血压、糖尿病、癌症患者宜用晒参。体质阳虚火热，有湿热的症状，如咳嗽、有痰、发烧，患有伤风感冒、高血压及心脏病时，不宜服用人参。

枸杞子——轻身不老的上品

枸杞子最为人称道的是它的延年益寿之功。古代养生家十分重视它的滋补强壮作用，在很多防衰抗老的名方中都用到它。正因为枸杞子"久服坚筋骨，轻身不老"，所以又有"却老"之雅名。科学研究表明，枸杞子含蛋白质、脂肪、糖、微量元素、胡萝卜素、核黄素以及钙、磷、铁等多种矿物质和 18 种氨基酸，因而具有增强免疫功能、抗肿瘤、降血脂等药理作用。枸杞子还有降低血糖的作用，有利于糖尿病人的治疗和康复；有抑制脂肪在肝细胞内沉积和促进肝细胞新生的作用，能保护肝脏；有降低血中胆固醇的作用，能防止动脉粥样硬化的形成。此外，枸杞子还能促进造血功能，预防贫血。

很灵的食疗食补食养治病一本通

枸杞子♡菊花	枸杞子与菊花搭配泡服，可滋阴补肾、疏风清肝，对头晕目眩者尤为适宜，还有一定的补益功效，平时生活中不妨多喝一些。
枸杞子♡百合	枸杞子若与百合搭配烩食，可补肾养血、清热除烦、宁心安神、提高人体免疫力。
枸杞子♡鳝鱼	枸杞子若与鳝鱼同烩食，可增强人体机能。
枸杞子♡驴肉	二者一起煲汤服食，可疏肝理气、养心安神。
枸杞子♡竹笋	枸杞子若与竹笋搭配炖食，可滋阴、清热，对于目赤肿痛、咽喉疼痛等症有很好的食疗作用。
枸杞子♡莲子	枸杞子若与莲子搭配煮食，可补气养血、养心益肾，适用于心烦不寐或多梦、脾虚久泻等症。
枸杞子♡白萝卜+鸡肉	枸杞子若与白萝卜、鸡肉搭配炖食，可补血养血、健脾和胃，对老年人及心血管疾病患者食疗效果颇佳。
枸杞子⊗绿茶	枸杞子若与绿茶同饮，会生成人体难以吸收的物质，损害健康。
枸杞子⊗桂圆	枸杞子与桂圆同食，易上火。

食疗秘方

肥胖：枸杞子30克，代茶冲服，每日1剂。

胃溃疡：枸杞子烘干，压碎。每日20克，分2次空腹嚼服，2个月为1疗程。慢性萎缩性胃炎也可用本方。

性功能低下：枸杞子30克，水煎或泡服，每日1剂。对精子稀少、活力低下者有效。

名医提醒

　　枸杞子一年四季皆可服用，冬季宜煮粥，夏季宜泡茶；枸杞蒸蛋是肾虚腰疼和慢性眼病患者的食疗良方。枸杞干果在常温下即可保存，温度在25℃以上时应放入冰箱冷藏，保质期1年。性欲亢进者不宜服用。枸杞子一般不要和过多药性温热的补品（如桂圆、红参、枣等）共同食用，也不宜使用药酒（如杞圆酒）这一形式。由于枸杞子温热身体的效果相当强，患有高血压的人，性情太过急躁的人或平日大量摄取肉类导致面泛红光的人，最好不要食用。枸杞子性温，稍多食无碍，但若食用过多，容易上火。脾虚泄泻之人忌食；感冒发烧期间忌食；阴虚精滑之人慎用。

 茯 苓 ——美容延年之上品

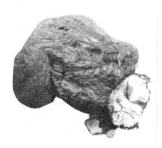

　　茯苓为多孔菌科真菌茯苓的菌核。茯苓生于松树根上，自古被视为"中药八珍"之一。具有渗湿利水、益脾和胃、宁心安神之功，是治疗小便不利、水肿胀满、痰饮咳逆、泄泻、惊悸健忘的要药。茯苓还是美容上品。白茯苓能去除黑色素，同时还具有健脾利胃、宁心安神、强健机体的作用。白茯苓药性平和，不易产生过敏反应，常人都可使用，若加上蜂蜜水调和，有祛斑美容之效。

搭配宜忌

茯苓 ∨ 猪肝	猪肝味甘、性温，有补血健脾、养肝明目之功效，配合茯苓食用，可治疗贫血、头昏、目眩、视力模糊、双目干涩、夜盲及目赤等症。

茯苓 ⓥ 鲤鱼	茯苓与鲤鱼同炖食，可提高机体免疫力，对肝病或肾病引起的轻度水肿有很好的辅助食疗效果。
茯苓 ⓥ 枸杞子＋红茶	茯苓若与枸杞子共研为粗末，加红茶用开水冲泡饮服，可健脾益肾、利尿通淋，对慢性肾炎、少尿、尿痛、尿道炎等症有很好的食疗效果。
茯苓 ⓧ 茶	茯苓与茶的功效相反，所以不宜同食。
茯苓 ⓧ 面包	面包中含有有机酸，易减弱茯苓的药效，不利于症状的缓解。
茯苓 ⓧ 醋及酸物	醋味酸性温，含多种有机酸，醋中有机酸会削弱茯苓有效成分的药效，因此以茯苓配药时不应食醋及酸物。

食疗秘方

美白祛斑： 茯苓粉 10 克，白芷粉 5 克，白芨粉 5 克，用牛奶或者是蜂蜜调和敷面。此面膜美容最好在临睡前，做完以后不要见强光，因为白芷粉本身有一些光敏作用，使皮肤对光很敏感。

小便不利、脾虚水肿： 茯苓 12 克，白术 16 克，研为粗末，水煎去渣取汁，饭前饮用。

消化不良： 茯苓粉 10 克，水溶后，将煮沸的牛奶冲入，每日晨起空腹服用。

名医提醒

茯苓可用水煎汤饮服或熬粥食用；每次 5～10 克，也可将茯苓用清水洗净，或切成丝状，或晒干研末备用；可与其他食品煸炒，可制成夹心小饼，也可冲服。气虚下陷、水涸口干、阴虚者忌食；肾虚、小便不利或不禁，或虚寒精清滑者忌食。

当归——女性人参

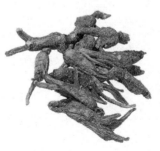

当归为伞形科植物当归的根。质柔韧，断面呈黄白色或淡黄棕色，形成层环黄棕色，皮部有多数棕色油点及裂隙，木部射线细密，有浓郁香气，味甜，微苦，有麻舌感。当归是促进血液循环，预防贫血，补血活血的良药，用来治疗血虚、月经不调、痛经，经闭等，不仅可以调经止痛，还有活血消肿、补血生肌、润泽皮肤的功效，所以也经常用于外科痈疽疮疡。当归各个部位所具有的功效不尽相同，使用时尽量配合各部位不同功效。当归头止血，当归尾行血，当归身养血，当归须通络，全当归和血。

搭配宜忌

当归 ✓ 粳米	当归若与粳米同煮粥食，可健脾和胃、活血止痛，对气血虚弱所致的痛经、经血量少、色淡质稀有一定的缓解作用。
当归 ✓ 红豆	当归性温，补血活血、祛腐生新；红豆有清热利湿、行血排脓之功。二者搭配具有清热利湿、活血排脓之功。
当归 ✓ 银耳	当归有抗老、消斑、美容、健肤的功效，与银耳一起食用，美容作用会更加明显。
当归 ✓ 干姜	当归若与干姜干燥后研末分次服用，可增强人体机能，对于产后腹痛、胁肋胀满患者尤为适宜。
当归 ✓ 猪胫骨	当归若与猪胫骨搭配炖食，既能益肝肾，又可强筋骨、壮腰脊，对骨折恢复期患者有显著疗效。

当归〤玉米须	当归若与玉米须搭配，入烟斗点燃吸食，对鼻炎及慢性鼻窦炎患者有较好的疗效。
当归〤山楂+红枣	当归与山楂、红枣共同煎服，可活血化瘀、散寒止痛，对冻疮、怕冷患者有一定的辅助食疗作用。
当归〤党参+猪肾	当归、党参煎汁烩炒猪肾同食，可提供丰富的营养，增强人体免疫力，对肾精亏损所致的心悸、气短、腰膝酸痛、失眠、自汗等症均有较好的食疗作用。
当归〤面条	当归有补血、调经止痛、润肠通便的功能，进食后能增强肠胃吸收能力，促进新陈代谢和刺激卵巢，对女性延缓衰老有一定治疗作用。同面条食用会降低当归的药效。

食疗秘方

月经不调，气血虚弱，不孕：当归、远志各 150 克，甜酒 1500 克。当归切碎，同远志和匀，用纱布包好，置于洁净的容器中，倒入甜酒，密封口，每日搅拌 1 次，7 日后，弃去药袋，取酒饮用，每晚睡前温服，饮量酌定。

月经不调：当归 20 克，水煎，取汁，用其汁煮鸡蛋服。

脱发：当归、柏子仁各 500 克。将上药焙干，共研为细末，炼蜜为丸，如黄豆大，每次 10～15 粒，每日 3 次，饭后开水冲服。

名医提醒

当归用水煎后取药汁，可与米、面一起酿成当归酒。当归与羊肉、黄芪、党参一起可炖成当归羊肉汤。当归还可与其他食物一起制成药膳。作为普通人，可每天取当归 5 克左右，用开水泡，再冲少许蜂蜜代茶，非常方便。通常补血用当归身，活血用当归尾，和血用全当归。湿盛肿满、慢性腹泻、大便溏薄者忌食。

何首乌——乌发润肤佳品

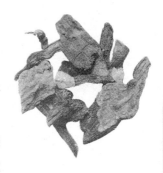

何首乌是多年生缠绕藤本植物，生于草坡、路边、山坡石隙及灌木丛中。除去茎藤，将根挖出，洗净泥土，大者切成2厘米左右的厚片，晒干或烘干即成。何首乌含有大黄酚、大黄素、大黄酸、大黄素甲醚、脂肪油、淀粉、糖类、土大黄甙、卵磷脂等有效成分。能增强免疫功能，还有强壮神经、健脑益智作用；使动物血糖先升高后降低；促进红细胞的生成；促进肠管蠕动而呈泻下作用等。药理研究证明，何首乌能促进人体淋巴母细胞的转化。

搭配宜忌

何首乌 ▽ 乌鸡	何首乌与乌鸡搭配在一起食用，具有滋阴清热、调经活血、止崩治带等功效。
何首乌 ▽ 鸡蛋	何首乌若与鸡蛋搭配同食，可补肝肾、益精血、抗早衰。对血虚体弱、头晕眼花、须发早白、未老先衰、遗尿、遗精、脱发以及血虚便秘等症的疗效颇佳。
何首乌 ▽ 猪肝 + 枸杞子	何首乌有补肝益肾、益精血、乌须发的功效；猪肝含有丰富的蛋白质、维生素 A、维生素 B_1、维生素 B_2 及铁等脑所需的营养成分。何首乌若与猪肝、枸杞子等搭配炖食，可补肝、养血、益肾、明目，长食可益智、延缓衰老。
何首乌 ✕ 猪血	猪血中含有丰富的铁元素，而何首乌中含有丰富的鞣酸，鞣酸遇到铁元素则会生成不易溶解的物质，影响营养成分的有效吸收。

| 何首乌⊗葱、蒜和萝卜 | 何首乌能补益肝肾、滋阴养血，而葱、蒜为辛辣动火之物，萝卜也是辛散破气之品。所以在食用何首乌的时候，应忌食葱、蒜和萝卜，以免降低药效。 |

食疗秘方

乌发：制何首乌、熟地黄各30克，当归15克，白酒1000克。浸泡7天后服，每日1～2小杯。

津伤便秘：鲜何首乌、鲜生地、鲜洋参各30克，水煎服。

高血压：制何首乌、山楂、紫丹参各100克，决明子50克。共研为粗末，1次取30～50克，水煎，代茶饮。

名医提醒

何首乌直接内服、煎汤、炖食均可，每次15～30克。以何首乌养发，长期坚持食用才有效。大便溏薄者、有湿痰者忌食；何首乌忌同猪肉、羊肉、萝卜、葱、蒜同食；何首乌忌用铁器煮食。

菊花——药中圣贤

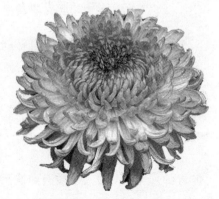

菊"利五脉，调四肢，治头目风热，脑骨疼痛，养目血，去翳膜，主肝气不足"，药食两用，价值极高。因此，民间称菊花为"药中圣贤"，《神农本草经》将它列为"上品"。菊花入药，主要分白菊、黄菊、野菊。白菊花味甘、清热力稍弱，长于平肝明目；黄菊花味苦，泄热力较强，常用于疏散风热；野菊花味甚苦，清热解毒的力量很强。中医认为，菊花味甘、微苦、性寒，能清肝醒目、散热祛风、消炎解毒，久服利血气、轻身耐老延年。

搭配宜忌

菊花✓甘草	菊花若与甘草同泡服，可疏风、清热、解毒。对风热感冒引起的头痛、流黄涕、舌黄苔黄、目赤、疔疮肿毒等症有一定的辅助食疗效果。注意风寒感冒者忌服。
菊花✓花生	菊花若与花生搭配煲汤同食，可增强人体机能，对心脑血管疾病患者有较好的疗效。
菊花✓绿茶	菊花若与绿茶用开水泡服，可疏风清热、明目解毒，对风热所致的眼睛红肿、眼泪较多者有非常好的缓解作用。
菊花✓丝瓜	菊花若与丝瓜同炖食，不仅可祛风化痰、清热解毒，还能抗病防病，常食可清热养颜，洁肤除斑。
菊花✓胡萝卜	菊花若与胡萝卜搭配煲汤同食，既可清热疏风，又能养肝明目，对人体大有裨益。
菊花✓黄花菜	菜菊花与黄花菜搭配煎汤服食，可养心安神，适用于注意力不集中、记忆减退、植物神经功能紊乱等症状。故二者宜搭配同食。
菊花✓黑木耳	菊花若与黑木耳搭配同食，可增强人体免疫力，提高抗病能力，有利于人体健康。
菊花✗猪肉	菊花若与猪肉一起食用，易引起身体不适，严重时还会导致死亡。故二者不宜合用。
菊花✗芹菜	菊花若与芹菜同食，易引起恶心、呕吐等症状。故二者不宜同食。

食疗秘方

偏头痛：杭菊花 20 克，用开水 1000 毫升冲泡，每日分 3 次饮用，或代茶常年饮用。2 个月为 1 个疗程。

高胆固醇：杭菊花 10 克，乌龙茶 3 克。用沸水沏泡，代茶饮服。常饮此茶也能预防动脉硬化。

神经衰弱、失眠：菊花 1000 克，川芎 400 克，丹皮、白芷各 200 克，塞入枕中，睡觉时枕用。每半年可更新 1 次。

名医提醒

高血压患者，头痛、头晕、眼底出血者、口干目赤者特别适宜食用菊花。泡饮菊花茶时，最好用透明的玻璃杯，每次放上四五朵干菊花，再用沸水冲泡即可。若是饮用的人多，可用透明的茶壶，每次放一小把，冲入沸水泡 2～3 分钟，再把茶水倒入透明玻璃杯中即可。饮菊花茶时可在茶杯中放入几颗冰糖，这样喝起来味道更加甘甜。每次喝时，不要一次喝完，要留下三分之一杯的茶水，再加上开水，泡上片刻，而后再喝。菊花性凉，虚寒体质、平时怕冷、易手脚发凉的人不宜经常饮用。主要适合于中老年人和预防流行性结膜炎时饮用，青年女性不宜饮用。气虚胃寒和食少泄泻者忌食。味苦的野菊花忌食。

第四章

食疗大全，最常用的食疗秘方

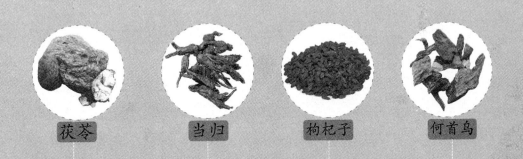

茯苓　　当归　　枸杞子　　何首乌

第一节

内科疾病

感　冒

感冒俗称"伤风"，是最常见的外感疾病。感冒可分为普通感冒、流行性感冒两种。前者主要表现为鼻塞、流涕、打喷嚏、咽喉痒、头痛、畏寒等；后者是流感病毒侵犯所致，主要表现为恶寒、高热、恶心呕吐、全身骨节酸痛，而上呼吸道症状较轻。感冒一年四季均可发生，但以春、冬两季为多。由于引起感冒的病毒类型多，又容易变异，故国内外至今未有特效药物，一般采取对症治疗。中医学认为，感冒多为风邪侵袭所致，但风邪一般并不单独致病，而常与寒、热、湿、暑相杂致病，故又分为风寒感冒、风热感冒及暑湿感冒。风寒感冒的临床症状为恶寒重、发热轻、无汗、头痛、鼻塞流涕、声重、喉痒咳嗽、痰白清稀、四肢酸痛、舌苔薄白而润、脉浮紧。治宜辛温解表、宣肺散寒。风热感冒的临床症状为发热重、恶寒轻、咽红肿痛、咳嗽、痰多、口干欲饮、身有汗、舌苔白而燥、脉浮数。治宜辛凉解表、宣肺清热。暑湿感冒的临床症状为发热重、头晕目胀、心中烦热、身体困重、口渴喜饮、时有呕恶、小便短黄、舌苔黄腻、脉濡数。治宜清暑解表、芳香化浊。普通感冒一般会在1周内痊愈，而流行性感冒一般症状较重，尤其是婴幼儿、老年人及体弱多病之人，因为抵抗力较差，有一定危险性，应及时去医院就医。

苦瓜绿茶汤

方 剂 苦瓜 200 克，绿茶 15 克。

制用法 苦瓜捣烂，与绿茶共置锅内，加水 400 毫升，煮取 300 毫升，滤去渣滓。趁温分 1～2 次服完，每日 1 剂，连服 5 日。

功 效 治风热感冒。

百合大枣汤

方 剂 百合 30 克，葱（连根须）10 克，淡豆豉 30 克，大枣 5 枚。

制用法 水煎服，每日 1 剂，分 3 次服用。

功 效 主治阴虚感冒。

大米橄榄蜂蜜粥

方 剂 新鲜橄榄 6～10 枚，大米 100 克，蜂蜜 35 克。

制用法 将橄榄洗净，打碎；大米淘洗干净，备用。锅内加水适量，加入橄榄、大米煮粥，熟后调入蜂蜜即成。每日 1～2 次，连服 3～5 天。

功 效 橄榄有清热解毒、生津利咽、润肺祛痰等功效；蜂蜜有清热解毒、润燥止痛等功效。适用于流行性感冒。

蒜头冰糖饮

方 剂 大蒜 1 个，冰糖少许。

制用法 将去皮的蒜头捣碎，浸在冷开水中 6～7 小时，用纱布将蒜头滤清，加入打碎的冰糖，再用小罐子装好、密封，用时打开即可。

功 效 适用于感冒、证见鼻塞等。

五神汤

方 剂 茶叶、生姜、荆芥、紫苏叶各 10 克，红糖 30 克。

制用法 将荆芥、苏叶洗净，与生姜、茶叶用文火煮沸，随时饮用，使出微汗。

功 效 辛温解表，宣肺散寒。适用于风寒感冒。

双花饮

方 剂 金银花 30 克，山楂 10 克，蜂蜜 25 克。

制用法 先将金银花、山楂用文火煮沸，5 分钟后去渣，倒入蜂蜜，搅拌均匀，随时饮用。

功 效 辛凉解表、宣肺清热。适用于风热感冒。

橘子苹果汁

方 剂 橘子 200 克，苹果 400 克，胡萝卜 300 克。

制用法 将以上材料切碎，加适量蜂蜜或砂糖放入榨汁机中，酌加冷开水制成汁饮服。

功 效 可预防感冒。

当归生姜羊肉汤

方 剂 精羊肉 100～200 克，生姜 60 克，葱白 10 克，当归 15 克。

制用法 先将羊肉切片，素油炒过后加水 2 碗（约 1000 毫升），再放入其他几味料，煮 30 分钟，加食盐适量煮熟即食。

功　效 补虚温中、补血祛寒。适用于风寒感冒、产后感冒。经常感冒者食本汤疗效明显。

牛蒡根粥

方　剂 粳米 50 克，牛蒡根 30 克，糖少许。

制用法 先将牛蒡根加水煮开后放置 5 分钟，去渣留汁，加入粳米煮成粥，加糖即成。

功　效 发散风热。适用于风热感冒。

名医提醒

❶本病以外感之邪侵袭为主，发病期恶寒者宜选用辛散发汗的食物为主，如姜汤、稀粥、辣椒、胡椒、萝卜、洋葱、香菜等。同时，应多饮水，多喝牛奶、果汁、豆浆等。

❷高热时，宜进流质素食，多食易消化吸收的食物和饮料。宜凉饮，如藕粉、绿豆汤、焦米粥、果汁、花露、蔗浆等。

❸热退后无呕吐、便泄等症状时，可进荤素食流质，如猪肾汤、猪肝汤、猪心汤、猪肺汤、瘦肉丝汤等。

❹发热或热初退，忌辛辣食品如葱、韭、大蒜，忌油腻、油炸、生冷、硬固食品如肥肉、鱼虾、食醋。

感冒发热不要捂着，因为捂着不利于散热，会引起大量出汗、脱水，甚至出现休克、呼吸衰竭等；发热患者一定要多饮水，一方面可以补充发热丢失的水分；另一方面可以促使患者多出汗、多排尿，带走部分热量，有利于毒素的排泄，从而退热。

头 痛

头痛是临床常见症状之一。常见类型有偏头痛、紧张性头痛、脑肿瘤头痛、缺氧性头痛。

偏头痛发作时，在单侧颞部或眼眶后出现搏动性头痛，并伴有恶心、呕吐、疲劳感等；紧张性头痛大多与精神状态、作息时间、光线有关；而脑肿瘤头痛则是由颅内压增高并逐渐加重所致。

头痛的原因多而杂。一是心理、精神因素所致，如压力过大、精神紧张等；二是器质性疾病引起，如颅内各种炎症、脑肿瘤、脑血管疾病、高血压等。

应用指南

枸杞羊肾粥

方 剂 枸杞叶 250 克，羊肉 60 克，羊肾 1 个，粳米 100 克，葱白 2 茎，精盐适量。

制用法 羊肾剖开，去筋膜，洗净切碎；羊肉洗净切碎；先煮枸杞叶，去渣取汁；用枸杞叶汁同羊肾、羊肉、粳米、葱白煮粥，粥熟入盐调匀，稍煮即可。

功 效 温肾阳、益精血、补气血。适用于肾虚型头痛。

葱豉粥

方 剂 葱白、淡豆豉各 10 克，粳米 100 克。

制用法 粳米煮粥，粥熟加葱白、淡豆豉，再煮沸即成。

功 效 辛温解表、祛风散寒。葱白解表，通阳散寒；淡豆豉发汗散寒；粳米健脾和胃。适用于外感风寒型头痛。

第四章 食疗大全，最常用的食疗秘方

很灵的食疗食补食养治病一本通

川芎白芷鱼头汤

方　剂 川芎3～9克，白芷6～9克，鳙鱼头1个，生姜5片，葱2条。

制用法 洗净鱼头，与川芎等物共放锅内炖煮，食盐、味精少许调味，食鱼喝汤。每天1剂，连服3～5天有效。

功　效 辛温解表、疏风散寒。适用于风寒头痛。

杞枣黑豆炖排骨

方　剂 枸杞子15克，黑豆30克，大枣10枚（去核），猪排骨250克。

制用法 加水适量熬煮，去骨，加少许食盐调味，分次食用。

功　效 补益阴血。适用于血虚型头痛，证见头痛、头晕、神疲乏力、心悸气短、面白唇淡、舌淡苔白、脉细弱。

参芪烧鲤鱼

方　剂 黄芪10克，党参6克，活鲤鱼1条（约750克），油、盐、葱、蒜、生姜、味精、黄酒各适量。

制用法 鲤鱼杀好洗净，在锅里煎至金黄色，再加黄芪、党参片、生姜、葱、水等，武火煮沸，转文火焖至汤浓鱼熟即成，可常服。

功　效 补中益气。适用于气虚型头痛，证见头痛绵绵、气短懒言、体倦无力、汗多畏寒、面色苍白、食欲不振、舌淡齿印、苔白、脉细无力。

薄荷糖

方　剂 薄荷粉30克，白糖500克。

制用法 白糖放入锅内，加水少许，以文火炼稠后，加入薄荷粉，调匀，再继续炼至不黏手时，倒入涂有熟菜油的瓷盘内，候冷，切成小块。随时含咽。

功效 疏风热、清头目、利咽喉。适用于风热型头痛。

芹菜兔肉粥

方剂 连根芹菜60克，兔肉50克，大米100克。

制用法 将连根芹菜洗净，切成碎末；兔肉切丝；大米淘洗干净，备用。锅内加水适量，放入大米煮粥，五成熟时加入兔肉丝、芹菜末，再煮至粥熟即成。每日2次，连服5～7天。

功效 芹菜有平肝清热、祛风利湿等功效。兔肉有清热解毒、凉血祛湿等功效。适用于肝阳上亢所致的头痛目赤。

山药杞枣鸽肉汤

方剂 山药、枸杞子、小枣各20克，鸽子1只。

制用法 将鸽子用水淹死，去毛及内脏，将前3味用水浸泡2小时，放入鸽子腹腔内缝合，不放盐，隔水蒸熟。饮汤，吃肉。

功效 可健脾补肝肾、益气活血止痛。适用于头痛。

冬瓜草鱼汤

方剂 冬瓜、草鱼各200～250克，姜、葱各适量。

制用法 草鱼油煎至鱼尾金黄色，与冬瓜一起入锅，加清水适量，煮汤，沸后以文火炖3～4小时，加适量姜、葱、精盐调味，酌量分次食用。每日1次，连服数日。

功效 适用于头痛，证见眩晕、失眠、健忘。

对于尚未明确病因的头痛，一定要先进行检查，明确病因。紧张性头痛或偏头痛，应避免光线刺眼、作息不规律、失眠等问题。常食治疗头痛的中草药或食物，如淡豆豉、天麻、川芎、胆草、黄芩、夏枯草等。

❶外感所致头痛者，注意配合祛除风寒、风热、风湿的食物，饮食应清淡为主，如稀粥、酱菜、蔬菜、水果等，不宜食厚腻之品，以免影响脾胃功能。

❷虚证所致头痛者，宜多食具有补益作用的食品，如红枣、龙眼、莲子、百合、鸡肉、猪肉、猪肝、蛋类等食物。

❸热性头痛者，如肝阳肝火引起的头痛，应多摄入凉性食物，如青菜、水果、莲子、绿豆、赤豆等，少食或禁食羊肉、狗肉等温热食品。

❹寒性头痛者，可应用温散作用的食品，如生姜、红糖、葱白、桂皮、茴香等。

❺禁忌烟酒刺激之物，尤其是血管神经性头痛者更应注意。

眩　晕

眩晕是头晕和目眩的合称。头晕即感觉自身或周围物体旋转，站立不稳；目眩即眼花或眼前发黑，视物模糊。头晕与目眩常同时并见，故合称眩晕。

眩晕为常见症状，体胖、体弱及老年人较易发作，轻者眩晕转眼即消失，重者自觉眼前景物旋转不定，以致站立不稳，伴见耳鸣、恶心呕吐、眼球震颤、出冷汗、手抖面白等症状。梅尼埃病、高血压、严重贫血、脑震荡后遗症、神经衰弱、动脉硬化、颈椎病等均可引发眩晕症状。

黄豆芽猪血汤

方 剂 黄豆芽、猪血各250克，黄酒、调料适量。

制用法 黄豆芽去根洗净，猪血切成小方块，用清水漂净；锅内加油少许，烧热，爆香蒜蓉、葱花、姜末，下猪血并烹入黄酒，加水煮沸，放入黄豆芽，煮2分钟，调入精盐、味精。随意服食。

功 效 润肺补血。适用于血虚眩晕。

天麻炖鸡汤

方 剂 天麻10克，老母鸡1只，生姜3片。

制用法 天麻洗净，生姜洗净、切丝；老母鸡宰杀，去毛及内脏。将天麻、姜丝置于鸡腹中，放入炖锅，加水适量，武火煮沸，再改用文火炖至鸡肉烂熟即可。分数次饮汤吃鸡肉，每周1次，连用3次。

功 效 适用于病后虚弱引起的眩晕。

当归羊肉羹

方 剂 羊肉250克（切块），黄芪、党参、当归各25克，生姜、精盐各适量。

制用法 将党参、黄芪、当归用纱布包裹，与羊肉同放砂锅内，加水煎煮，至肉烂时放入生姜、精盐，随意食肉喝汤。

功 效 补气养血、温中暖下。适用于气血双亏、血不上荣导致的眩晕。

第四章 食疗大全，最常用的食疗秘方

芹菜豆腐猪油粥

方剂 芹菜100克，豆腐60克，熟猪油15克，大米100克。

制用法 芹菜洗净，切成碎末；豆腐切成小块；大米淘洗干净，备用。锅内加水适量，放入大米煮粥，至五成熟时加入芹菜末、豆腐块，再煮至粥熟，调入熟猪油即成。每日2次，连服15～20天。

功效 芹菜清热平肝、祛风利湿、养神益力。豆腐清热解毒、滋阴润燥。适用于肝阳上亢引起的眩晕。

名医提醒

多种原因都可导致眩晕，所以应及时去医院查明病因，有针对性地制订治疗方案，如高血压者应服用正规降压药物，贫血引起者应着重治疗贫血，颈椎病引起者可以理疗等。在此基础上，根据中医辨证，选择合适的食疗，保持精神愉快，避免不良情绪刺激等。以上方法对眩晕都有很好的疗效。

❶素体虚弱、年高体迈所致眩晕者，宜增加蛋白质的摄入，加强营养，可选食蛋、鱼、禽肉等。

❷因缺铁性贫血所致眩晕者，要增加含铁食物的摄入和维生素C的补充。可多食新鲜蔬菜及含铁较多的食物，如菠菜、猪肝、蛋、水果、杂粮等。

❸肥胖者在保证足够热量的同时要节食减肥，减少脂肪和胆固醇的摄入，少食动物内脏、动物油、肥肉、奶酪。

❹高血压所致眩晕者，要低盐饮食，少食多餐。

❺眩晕伴便秘者，首先要解决便秘的问题，要多食富含纤维素的蔬菜，保持大便通畅，以利眩晕好转。

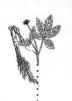

失　眠

失眠是一种睡眠质量不佳的状况，可引起患者焦虑、抑郁或恐惧心理，并导致精神活动效率下降。

本病相当于中医"不寐"、"不得眠"、"不得卧"的范畴。中医学认为，其为情志所伤、劳逸失度、久病体虚、五志过极、饮食不节等导致阴阳失交、阳不入阴而形成不寐。与心、肝、脾、肾关系密切。

应用指南

黄连阿胶鸡子黄汤

方　剂 黄莲5克，白芍12克，阿胶10克，鸡蛋2个。

制用法 先将前2味药煎水100毫升，去渣，放入阿胶烊化，鸡蛋去蛋清，取蛋黄入药汁搅匀，顿服。

功　效 滋肾清心安神。适用于失眠肾虚、心肾不交型。

冰糖百合龙眼饮

方　剂 百合9克，龙眼肉6克，冰糖适量。

制用法 用百合、龙眼肉煲冰糖，睡前服食。

功　效 养血安神。适用于失眠，证见怔忡健忘、心神不宁、情志恍惚、四肢麻痹、胃纳欠佳、脉弦而虚或细弱、舌质淡红、舌苔薄白等。

核桃淡菜瘦肉粥

方　剂 桂圆肉、核桃肉、淡菜各12克，猪瘦肉120克，生姜数片，精盐8克，味精5克，植物油40克。

制用法 核桃肉、桂圆肉、淡菜洗净，所有材料放入瓦煲内，加水适量，煲成浓汤。

功 效 滋养健脑、补血安神、益发护发。适用于失眠。

山楂饮

方 剂 山楂100克，白糖50克。

制用法 山楂炒热，不使焦苦，加入白糖，加水适量，熬煮20分钟，临睡前温服。

功 效 消食、和胃、安眠。山楂和中消导，宽中快膈；白糖健脾和中。适用于消化不良所致辗转反侧，难以入睡。

红枣葱白汤

方 剂 红枣20枚，葱白7根。

制用法 红枣洗净，用水泡发，煮20分钟，再将葱白洗净加入，连续用文火煮10分钟。吃枣，喝汤，睡前服，连服数天。

功 效 补益心脾、养血安眠。适用于失眠，证见多梦易醒、醒后难以入眠、心悸健忘、面色少华、神疲乏力。

八宝酿梨糯

方 剂 米饭250克，香梨6只，莲子50克，冬瓜25克，瓜子仁10克，蜜枣2枚，红丝2克，绿丝2克，金橘饼5克，熟猪油200克，白糖210克，水淀粉3克。

制用法 莲子、冬瓜、蜜枣、红丝、绿丝、金橘饼切成碎粒，与瓜子仁一起放入糯米饭内，加入猪油、白糖各200各克拌和；生梨去皮，顶盖连梨把切下，中心掏空，装入拌好的糯米饭，盖上梨盖，上笼蒸熟后取出，装入圆盘内；然后将清水下锅，加入白糖10克，待烧滚后，用水淀粉勾芡，起锅浇在梨上即成。每日2次，每次1只。

（功　效）健脾养胃、润肺止咳。适用于失眠。

莲子百合猪肉汤

（方　剂）莲子、百合各30克，猪瘦肉250克，调料适量。

（制用法）将猪肉洗净，切成小块，莲子、百合洗净，共置锅内，加水炖熟，调味食用。每日1剂。

（功　效）滋阴清热、益肾养心、安神。适用于失眠、心烦、头晕、耳鸣、健忘等症。

核桃芝麻桑叶丸

（方　剂）核桃仁、黑芝麻各30克，桑叶60克。

（制用法）上料共捣烂如泥为丸，每丸3克，每次3丸，每日2次。

（功　效）适用于失眠。

银耳炖鸡汤

（方　剂）银耳3克，鸡汤30毫升。

（制用法）银耳用清水浸泡半小时，放砂锅内煮30～40分钟，然后加水适量，炖鸡汤，再煮10～15分钟，加食盐调味即可。每天1次，1次吃完。

（功　效）适用于失眠，证见多梦、健忘、心悸。

名医提醒

失眠多数因精神因素引起，调节情志就成为除药物治疗的首要措施。尤其是在晚上睡觉前，必须保持心情平静，尽量少做可能引起兴奋的事情，如不看紧张激烈的电视剧、书籍，不喝浓茶、咖啡等，听一些优美舒缓的音乐，有利于放松心情，促使入睡。

以清淡、易消化的食物为主，如各种谷类、豆类、奶类、蛋类、鱼类、菠菜、芹菜、冬瓜、苹果、橘子等。

适当多食用具有补心安神作用的食品，如百合、莲子、龙眼、大枣、小麦、核桃等。

晚饭不宜过饱，睡前不宜进食，也不宜大量饮水，避免因夜尿增多而导致失眠。

忌食胡椒、辣椒等辛辣刺激性食品，睡前忌饮浓茶、咖啡，少食油腻油炸食物。

便　秘

便秘是指大便次数明显减少或排出困难，也指粪便坚硬或有排便不尽的感觉。一般而言，超过 72 小时以上未解大便，即为便秘。根据有无器质性病变，可将便秘分为器质性便秘、功能性便秘两种。器质性便秘由结肠、直肠及肛门病变引起，老年营养不良、全身衰竭、内分泌及代谢疾病等均可引起便秘；功能性便秘多由功能性疾病，如肠易激综合征、滥用药物、饮食失节、未养成定时排便的习惯所致。便秘的临床表现除有大便秘结不能排出外，还可见腹胀、腹痛、食欲减退、嗳气、反胃等症状。

一般说来，短期便秘对人体的影响不大，但是长期便秘得不到纠正，直肠内的有害物质不能及时排出，就会对人体产生不良影响。由于这些影响是逐渐产生的，往往不容易引起重视，有些人不把便秘当回事，其实，便秘可以引起早衰、营养不良、肥胖、肠癌，以及某些精神障碍等。老年人长期便秘还可以诱发或加重心绞痛、脑溢血、肺气肿、痔疮、肛裂等。

中医学认为，便秘或由恣饮酒浆，过食辛辣厚味，或热移大肠以致胃肠积热，或热病之后余热留恋而耗伤津液，以致肠道津亏，或因七情所伤、久坐少动而致气机不利、传导失职所致。根据临床症状可分为实热、气滞、气虚、血虚、阳虚等证型。

应用指南

芝麻拌菠菜

方 剂 菠菜500克，熟芝麻25克，香油20克，盐5克，味精2克。

制用法 菠菜切去根，掐去老叶，用水洗净。锅置火上，倒入水，烧开，下入菠菜略烫一下，捞出，用凉开水浸凉，沥干水分。将菠菜切成4厘米长的段，放入盘内，加入精盐、味精、香油，撒上芝麻，拌匀即成。每日1剂，连服5天。

功 效 补益肝肾、润肠通便。适用于病后便秘、老年人肠燥便秘。

胡萝卜拌白菜芯

方 剂 白菜芯500克，胡萝卜100克，芝麻酱、白糖、香油、米醋各适量。

制用法 白菜芯、胡萝卜分别洗净，切成细丝，放入小盆内备用。将芝麻酱加香油调匀，浇在菜丝上，再撒上白糖，食前酌加米醋拌匀即成。

功 效 清热利水、润肠通便。适用于便秘。

素炒绿豆芽

方 剂 绿豆芽500克，花生油50克，精盐、米醋、花椒、葱各10克，料酒、姜各5克。

制用法 将绿豆芽掐去两头，用清水洗净，捞出控干水分；葱顺长切成3厘米长、0.1厘米宽的条；姜去皮，切成末。炒锅置旺火上，放入花生油40克，烧至七成热，放入花椒炸出香味，再投入葱条、豆芽菜、姜末，烹入米醋、料酒、精盐翻炒几下，出锅装盘。把所剩下的10克花生油烧热后，浇在炒好的豆芽菜上，即成。

功 效 清热解毒、利肿通便。可适用于暑热、高血压、便秘、小便赤热诸症。

红薯粥

方 剂 新鲜红薯250克，粳米100～150克，白糖适量。

制用法 将红薯（以红皮黄芯者最好）洗净，连皮切成小块，加水与粳米同煮粥，待粥将熟时，加入白糖适量，再煮沸即可。趁热服食。

功 效 健脾养胃、益气通便。适用于便秘、大便带血等。

牛奶粥

方 剂 牛奶100克，粳米150克，白糖适量。

制用法 将粳米淘洗干净，下入水锅内，用旺火烧开，用小火煮至半熟，倒去米汤，加入牛奶、白糖，煮成粥即成。

功 效 牛奶含有丰富的营养成分，尤其有利滑肠排便。粳米含维生素B族丰富，可促进肠蠕动。二者合用，可防治便秘。

萝卜蛤蜊汤

方 剂 蛤蜊500克，萝卜、萝卜缨各150克，高汤1杯，决明子50克，杏仁3克，盐适量。

制用法 萝卜削皮、洗净、切片，蛤蜊放入盐水中，吐沙干净，萝卜缨洗净，药材装入滤纸袋。萝卜、蛤蜊放入锅中，加入高汤至浸没药材。炖煮10分钟，加入盐、萝卜缨，拌匀即可。

功 效 通便润肠。适用于习惯性便秘。

香蕉百合银耳汤

方 剂 干银耳15克，鲜百合120克，香蕉2根，枸杞子5克，冰糖100克，水3杯。

制用法 干银耳水泡2小时，拣去老蒂及杂质，撕成小朵，加水4杯，入蒸笼蒸半小时，取出备用。新鲜百合剥开、洗净、去老蒂。香蕉洗净去皮，切为小片。将所有材料放入炖盅，加调味料，上笼蒸半小时即可。

功 效 生津整肠、养阴润肺。适用于便秘。

醋腌莲藕

方 剂 莲藕150克，醋50克，盐3克，辣椒10克，白砂糖3克。

制用法 将藕洗净去皮，切片，泡到加一点醋的水里去除怪味，红辣椒切成小段，使之成为环状，去掉子。把少量醋和盐兑到500克的水里，然后上火煮开，将藕投入焯一下，再用凉水洗净。把切好的红辣椒与醋、白糖、盐一起放进小锅里煮一下，然后晾凉，把藕投进去腌上。

功 效 清除肠道，防止便秘。

决明炖茄子

方 剂 决明子10克，茄子2个，花生油、精盐、酱油、味精、香油各适量。

制用法 先将决明子加水煎煮，取汁备用；茄子油炒后，放入药汁及适量精盐、酱油炖熟，加入味精，淋入香油调味食之。

功　效 清热通便。

葱白羊肉粥

方　剂 肉苁蓉30克，精羊肉、粳米各100克，细盐少许，葱白2根，生姜3片。

制用法 将肉苁蓉、精羊肉洗净，切细。先用砂锅煎肉苁蓉，取汁，去渣，入精羊肉、粳米同煮，待煮沸后，再入调料，煮成稀粥。

功　效 适用于阳虚之便秘。

名医提醒

便秘者除少数因由肠道或其他器质性病变引起外，多数为习惯性便秘。日常生活中应当注意合理膳食，多吃富含粗纤维的食物，养成定时排便的习惯。经常进行体育锻炼，常做收腹和提肛练习，增强肠蠕动。可配合推腹，推腹的目的是促进肠蠕动，坚持每日推腹300～500次。

❶宜多食富含纤维素的食品，如各种新鲜蔬菜、水果、笋类等。

❷平时多喝开水，有助于软化大便。

❸适当进食有润肠通便作用的食物，如蜂蜜、芝麻、核桃、奶油、牛奶等。

❹在烧菜时可多放一些食油，如豆油、菜油、香油、花生油等。

❺适当进食豆类、粗粮、番薯、马铃薯等，以促进肠蠕动。

❻禁忌烈性酒、浓茶、咖啡、大蒜、辣椒等刺激性食物，少食荤腥厚味的食物。

第二节

外科疾病

前列腺炎

前列腺炎是一种常见病，发病年龄为 35～55 岁，可分为急性前列腺炎和慢性前列腺炎。前列腺炎症状繁多，个体差异较大。

前列腺炎的初始表现以尿路症状最多见，如尿频、尿急、尿痛、小便灼烧感、尿道刺痒、尿前尿后或大便用力时，有白色分泌物流出等。常伴乏力、下肢不适、会阴下坠感、大腿内侧不适、腰骶痛、小便滴白、小便不尽、尿频色赤、尿急、尿痛等症状。

前列腺炎常与下列疾病有关：急性淋病、前列腺充血、下尿道梗阻、炎症、会阴部损伤、前列腺增生、尿道损伤、衣原体及其他致病菌感染。部分前列腺炎患者可表现为性欲亢进。

应用指南

二紫通尿茶

方 剂 紫花地丁、紫参、车前草各 15 克，海金砂 30 克。

制用法 将上述药材研为粗末，置入保温瓶中，以沸水500毫升泡焖15分钟。代茶饮，每日1剂，连服5～7日。

功 效 消炎利尿。适用于前列腺炎，证见排尿困难者。

板栗炖乌骨鸡

方 剂 乌骨鸡1只，板栗100克，海马2只，盐、姜各适量。

制用法 乌骨鸡宰杀，去毛及肠杂，洗净切块，与板栗、海马、姜、盐同放碗内，隔水蒸熟即成。

功 效 补益脾肾。适用于前列腺炎。

黄芪煲鸭

方 剂 党参、黄芪各30克，升麻、柴胡各10克，绿头鸭1只。

制用法 绿头鸭宰杀，去内脏及头足，将前4味捣碎，用布包扎，纳入鸭腹内同炖，调味食用。

功 效 补中益气、化气利尿。适用于前列腺炎、中气虚陷型、证见小便困难、小腹胀坠、时欲小便而不得出、兼见神疲纳差、气短声微、舌淡苔薄、脉细弱。

杜仲牛膝煲猪腰

方 剂 杜仲、牛膝各30克，猪肾1只，葱白3条。

制用法 猪肾洗净，与杜仲、牛膝同煲，煲成后加葱白、盐调味，饮汤食猪肾，每日1剂，连服5～7日。

功 效 温补肾阳、行气利水。适用于前列腺炎、肾阳虚型。

很灵的食疗食补食养治病一本通

银耳香蕉汤

方　剂 银耳30克，香蕉1根。

制用法 银耳水煮，香蕉切小段，与银耳同煮片刻，每日1碗。

功　效 适用于前列腺炎，证见津液不足、血虚便秘。

名医提醒

前列腺炎是困扰青壮年男性的常见病，注意改正不良生活方式，就能收到事半功倍的效果。

❶注意劳逸结合，少吃油煎食物和高脂肪食物，多吃新鲜水果蔬菜和含天然不饱和脂肪酸的生果仁、葵花子、芝麻等。

❷注意个人卫生，彻底治疗尿道炎、龟头炎，包皮过长或包茎者建议行包皮环切术。

❸避免久坐和长时间骑跨姿势，如骑自行车、骑马等。

❹保持适当和规律的性生活，避免长时间的忍精不射。

❺劳累过度时，会使人体抵抗力下降，极易诱发前列腺炎。

❻注重休息。经常休息不易导致抵抗力低下，诱发前列腺炎。

 # 风湿性关节炎

风湿性关节炎是一种常见病，临床以关节疼痛（以双膝关节和双肘关节为主）、酸楚、麻木、沉重、活动障碍等为主要症状，气候变化、寒冷刺激、劳累过度等为常见诱因。发作时患部疼痛剧烈，有灼热感或自觉烧灼感而扪之不热。本病迁延日久，可致关节变形，甚至弯腰驼背，渐至足不能行，手不能抬，日常生活不能自理，严重者累及心脏，引起风湿性心脏瓣膜病。本病可能与甲型溶血性链球菌感染后引起的变态反应有关。

中医学认为，风湿性关节炎是由于机体正气虚、阳气不足、卫气不能固表，外在风、寒、湿三邪相杂作用于人体，侵犯关节所致。临床症状为肢体关节、肌肉、筋骨发生疼痛、酸麻、沉重、屈伸不利，受凉及阴雨天加重，甚至关节红肿、发热等。

木瓜汤

方　剂 木瓜4个，白沙蜜100克。

制用法 木瓜蒸熟，去皮，捣烂如泥，白沙蜜炼净，然后将两者搅拌均匀，放入洁净磁容器内即可。每日清晨空腹用滚烫开水冲服，每次1～2匙，10～15日为1个疗程。

功　效 通痹止痛。适用于湿热阻滞经脉所致的风湿性关节炎，证见筋肌痹痛。

附片蒸狗肉

方　剂 狗肉1000克，制附片30克。

制用法 料酒、熟猪油、葱、姜、清汤各适量。狗肉洗净，整块随冷水下锅煮熟，切成肉块。取大碗1个，放入狗肉、制附片、料酒、熟猪油、葱节、姜片、清汤，隔水蒸3小时至狗肉酥烂即成。

功　效 壮骨活血。适用于风湿性关节炎。

炒鲜鳝鱼丝

方　剂 鳝鱼400克，圆葱、蒜、冬笋各50克，料酒10克，高汤75克，酱油40克，湿淀粉50克，白糖、香油各5克，香菜末少许，胡椒面少许，味精2.5克，花生油500克，鸡蛋清1个。

制用法 将鳝鱼去头洗净，用刀拍几下鱼背，剔去骨，大的鱼去皮，斜切成丝，放入碗内，加上酱油调匀，加鸡蛋清、淀粉拌匀。冬笋、圆葱切 0.4 厘米粗的丝，蒜拍成泥。锅上火，放花生油烧至五成热，加入鱼丝搅开，滑透，倒出控净油。炒锅内留油 50 克烧热，加上圆葱、蒜煸炒，再加上冬笋、高汤、酱油、白糖，烧开后，撒上味精，勾上芡，加上鱼丝，将炒锅颠翻几下，淋上香油，盛入盘内，撒上胡椒面，把香菜末放在盘子一边即成。

功 效 鳝鱼性温味甘，有补虚壮阳、强筋健骨、祛风除湿等功效，可用于治疗风寒湿痹、腰脚无力、气血亏虚诸症。将圆葱、大蒜、冬笋与鳝鱼相配食，既可强身健体，又使菜肴鲜嫩适口，撩人食欲。

黄芪炖蛇肉

方 剂 黄芪 60 克，蛇肉 1000 克，续断 10 克，生姜 15 克，料酒 10 克，胡椒粉 0.2 克，盐 0.6 克，葱段 6 克，熟猪肉 30 克。

制用法 将蛇斩去头尾，剥皮，除去内脏，洗净，切成 3 厘米×1.5 厘米的片；生姜切片；黄芪、续断用冷水洗去浮灰杂质，再用冷水浸泡 1 小时。铁锅烧热，倒入猪油 30 克，油沸后倒入蛇肉翻炒，烹入料酒，然后将蛇肉倒入砂锅内，并将浸泡黄芪、续断的冷水带药一起倒入砂锅，加入姜片、葱段及盐，用小火炖 1 小时，加入胡椒粉，拣去葱姜，即可食用。

功 效 益气血、补肝肾、祛风湿。适用于风湿性关节炎，证见心悸气短、腰酸腿软、骨节疼痛。

红烧鳝鱼段

方 剂 鳝鱼段 750 克，火腿 50 克，调料适量。

制用法 炒锅加油，放入葱、姜爆香，放入鳝鱼段，煸至鳝鱼起泡时，放入火腿片、调料，加适量清水（以刚好浸没鳝鱼为宜），烧开，转文火，焖至汁浓，撒上胡椒粉即可。佐餐食用。

功 效 祛风湿、强筋骨。适用于风湿性关节炎，证见关节疼痛、屈伸不利、腰膝疼痛。

当归火锅汤

方 剂 鱼肉400克，豆腐500克，冬菇100克，当归20克，白菜适量，鸡汤或杂骨汤5碗。

制用法 当归切成薄片，鱼肉洗净切片，豆腐切成小块，白菜切片，冬菇用水泡发后切丝。将鸡汤倒入火锅内，投入当归片，旺火煮沸，再改文火煮20分钟。根据汤的多少，酌情加适量水，放酱油、精盐调味，随即将肉片、豆腐、香菇等下锅。稍煮后，放入白菜片，再稍煮片刻即成。

功 效 补血调经、消炎去痛、舒筋活血。适用于风湿性关节炎。

黑豆牛肉汤

方 剂 牛肉500克，黑豆150克，橘皮1块，黄酒适量。

制用法 牛肉洗净，切块；黑豆洗净沥水晾干，上锅干炒至熟。将牛肉块、黑豆、黄酒、橘皮一起放入砂锅，加水适量，文火焖煮至牛肉烂熟，加调料即成。饮汤吃牛肉。

功 效 补脾胃、益气血、强筋骨、祛风解毒。适用于风湿性关节炎，证见阴虚盗汗。

名医提醒

❶治疗期间尽量少走动、不负重，并注意防寒保暖。

❷病程早期采用拔罐、指压治疗疗效较好，重症患者应配合中西药物综合治疗。

胆囊炎

胆囊炎是一种比较常见的疾病，分为急性胆囊炎、慢性胆囊炎两种。慢性多见，始发症状轻，疼痛不太明显，常被误认为胃病，随后病情逐渐加重，在某些诱因作用下，突然表现为急性发作，症状为右上腹剧烈绞痛，疼痛难忍。

胆囊炎多发于中年人。中年人由于工作环境、生活方式的变化，往往有不同程度的植物神经功能紊乱和代谢障碍，影响胆囊正常收缩和舒张，使胆汁排泄不通畅而滞留在胆囊内，胆汁里的水分逐渐被吸收，胆盐浓度增高，而胆盐长期刺激胆囊黏膜，导致胆囊发炎。特别是中年人逐渐发胖，脂肪代谢紊乱，更容易刺激胆囊强烈收缩，如果胆囊已经有炎症，再加上结石形成，就更容易诱发胆囊炎。绝经期前的中年妇女，由于内分泌改变，常常影响胆汁分泌和调节，所以女性患胆囊炎比同年龄的男性多见。

应用指南

二金玉枣瘦肉汤

方　剂 郁金、鸡内金各 15 克，玉米须 30 克，大枣 5 枚，猪瘦肉适量。

制用法 前 4 味与猪瘦肉加清水适量，煎汤服用。

功　效 健脾、疏肝、利胆。适用于脾虚肝郁型慢性胆囊炎。

陈皮牛肉

方　剂 牛肉 1000 克，陈皮 30 克，白萝卜 500 克，精盐、味精各适量。

制用法 牛肉切块，用清水浸泡半小时，捞出控干水分；陈皮切丝，萝卜切滚刀块；锅内清水烧开，放入牛肉煮沸，去泡沫，再煮至牛肉熟透时，加入陈皮、萝卜，改用文火炖，待萝卜煮烂后下精盐、味精调味即可，吃肉喝汤。

功　效　调气活血、滋补肝肾。适用于慢性胆囊炎、气滞血瘀型、证见胁痛日久、部位固定、痛如针刺、按之痛甚、右胁下触痛或扪及痞块。

化瘀养肝蜜

方　剂　山楂250克，丹参500克，枸杞子250克，蜂蜜1000克，冰糖60克。

制用法　先将前3味浸泡2小时后煎成药液，再把蜂蜜、冰糖兑入药液内，以微火煮沸30分钟，至蜜汁与药液融合而黏稠时离火，冷却后盛入容器内密封保存。每日3次，每次1匙，以开水冲饮，可连续服用2～3个月。

功　效　活血化瘀、疏肝止痛。适用于慢性胆囊炎、气滞血瘀型。

泥鳅炖豆腐

方　剂　泥鳅500克，豆腐250克，精盐、黄酒各适量。

制用法　泥鳅宰杀，去除内脏洗净，加精盐、黄酒、水适量，炖至五成熟，加入豆腐，再炖至鱼熟烂即可。喝汤，食豆腐及泥鳅。

功　效　清热、利湿、和中。适用于慢性胆囊炎，肝胆湿热型。

赤豆煮鲤鱼

方　剂　鲤鱼1条（约500克），赤豆120克，陈皮6克，盐适量。

制用法　鲤鱼去鳞、鳃、内脏，洗净，入锅，放入赤豆、陈皮、清水煮汤，加盐调味，食鱼饮汤。

功　效　适用于慢性胆囊炎。

黄瓜薏米粥

方　剂 黄瓜 1 条，薏米 50 克，粳米 100 克。

制用法 先将薏米、粳米煮成粥，加入黄瓜片煮 5 分钟即可，早、晚食用。

功　效 健脾清热利湿，适用于慢性胆囊炎、肝胆湿热型。

名医提醒

❶饮食宜清淡，食物以低脂肪、低胆固醇为主。适当多吃蔬菜、水果。

❷每日需保证充足饮水量。大量饮水可稀释胆汁，减少浓胆汁对胆囊壁的刺激。

❸少吃动物内脏、蛋黄、鱼子、肥肉等，以免引起胆囊收缩而致疼痛。少饮牛奶。

❹不吃油炸、煎烤、辛辣刺激性食物。不吃偏酸食物，如米醋、葡萄、杏子、柠檬、番茄、山楂等。

❺不可暴饮暴食。忌饮酒。

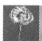 # 胆结石

　　胆结石为胆道系统常见疾病，发病原因尚未完全明确。一般认为，胆汁潴留、胆道感染和代谢失调等是本病的诱发因素，常与胆囊炎并存。本病患者平时一般无症状，或表现为消化不良。典型症状为患者常在饱餐或进高脂肪饮食后数小时出现中上腹或右上腹疼痛，并逐渐加重至难以忍受的剧烈疼痛，疼痛常向右肩胛处或右肩部放射，可伴有大汗淋漓、面色苍白、恶心、呕吐等症状。胆绞痛发作后可出现轻度黄疸、发热。本病患者女性多于男性，尤以中年肥胖、多产妇女最常见。

　　中医学认为，胆结石乃因肝胆湿热内蕴，日积月累，胆汁久经煎熬，凝结成石所致。治疗方法以清热利湿、理气解郁为主。

黄花菜炒肉丝

方　剂　猪瘦肉100克，黄花菜50克，植物油20克，白糖3克，酱油10克，料酒、精盐、味精各适量。

制用法　先将黄花菜水发、洗净，切成小段，猪瘦肉切成细丝。炒锅中放油，烧至七成热时，放入葱花炝锅出香味。随即将肉丝放入，翻炒至五成熟时，再放入黄花菜，翻炒至七八成熟时，加入调味品。再稍炒一下使之入味，离火，加入味精翻炒均匀即成。

功　效　清热利湿、舒肝利胆、滋阴润燥。适用于胆结石。

凉拌卷心菜

方　剂　卷心菜300克，香油、精盐、酱油、白糖各适量。

制用法　将卷心菜洗净，切成3厘米×1.5厘米的块，用开水烫一下，控净水分，放在碗中，加入酱油、精盐、白糖、香油，拌匀即成。

功　效　通经散结，有利于胆汁排出。适用于胆结石。

冰糖蒸胡桃

方　剂　胡桃仁、冰糖、香油各500克。

制用法　上3味同入搪瓷或陶瓷器具中，隔水蒸3～4小时。每日3次，饭前服用，服时加温，于7～10天内服完。老年或慢性胆囊炎患者剂量由小到大。脾虚泄泻患者，香油用量可减少250克。

功　效　适用于胆结石。如有炎症和外感发热，应停服。

名医提醒

　　胆结石常以腹痛、发热为主症，且腹痛多发于饱餐或进食油脂类食物后。因此，饮食应少食多餐，宜清淡。

　　❶饮食定时定量，不可不吃早餐，空腹可造成胆汁瘀积。

　　❷多吃润肠食品，保证大便通畅。多吃新鲜水果、蔬菜、蘑菇、木耳等。适当增加运动量，以免发胖。

　　❸少吃精制糖。

　　❹不吃油炸、煎烤、肥腻、辛辣刺激性食物，以免增加胆囊的负担。

腹　痛

　　腹痛是一种常见临床症状，可由多种疾病引起。一般来说，阵发性腹痛或绞痛，多为胃肠道梗阻或痉挛；持续性腹痛，多为炎症，如胆、胰疾患引起的疼痛可向肩背部放射，肾脏疾患引起的疼痛可向会阴部放射。

　　中医学认为，暴食属实，久病属虚；剧痛属实，轻痛属虚；痛而拒按属实，反之属虚。寒病为绞痛，热病为刺痛，虚病为隐痛，气病为钝痛。

　　腹痛应先明确诊断，以防延误病情。

应用指南

姜糖饮

方　剂 生姜 20 片，红糖 50 克。

制用法 生姜洗净，切片，加水 250 毫升，煮沸后，调入红糖。每日 1 剂，分次饮用。

功　效 温中散寒。适用于寒性腹痛。

茴香粥

方 剂 小茴香 10 克，粳米 100 克。

制用法 小茴香洗净，放入砂锅内，加适量清水煎煮，去渣留汁，放入粳米，并加适量水，同煮成粥。每日 1 剂，早、晚服用，连服 5 日为一疗程。

功 效 温中散寒。适用于脘腹胀痛，伴食欲不振、胃寒呕吐。

羊肉生姜粥

方 剂 羊肉 100 克，生姜 15 克，大米 100 克，葱末 6 克，精盐 2 克，味精 2 克，胡椒粉 30 克，香油 2 克。

制用法 羊肉切成细丝；生姜洗净，切丝；大米淘洗干净，备用。锅内加水适量，放入羊肉丝、姜丝、大米、葱末、精盐共煮粥，熟后调入味精、胡椒粉、香油即成。每日 2 次，连服 3～5 天。

功 效 暖中祛寒、温补气血、安心止痛、开胃健脾。适用于腹部冷痛，伴呕吐。

香菜大枣粥

方 剂 香菜 35 克，大枣 12 枚，生姜 6 克，大米 100 克，红糖 50 克。

制用法 香菜洗净，切段；大枣、大米洗净；生姜洗净，切丝，备用。锅内加水适量，放入大枣、大米、姜丝煮粥，将熟时加入香菜、红糖，再煮数沸即成。每日 1 剂。

功 效 温中益气、健脾消食。适用于上腹部疼痛。

清蒸火腿

方 剂 瘦肉火腿250克，葱、姜各适量。

制用法 火腿瘦肉切薄片，放碗中，加葱、姜、水适量，清蒸熟烂后，蘸花椒盐粉（炒熟研碎）分顿食用。

功 效 适用于脘腹冷痛、肠道蛔虫等。

名医提醒

❶多食易消化、富有营养的食物。进食时宜细嚼慢咽，使食物得到充分消化。饭后不宜立即进行剧烈运动。

❷少吃或不吃难消化的食物。少吃辛辣、油腻的食物。

❸忌暴饮暴食，不吃生冷、不洁的食物。因过饱引起的腹痛，宜少吃或暂时禁食。

第四章 食疗大全，最常用的食疗秘方

第三节

妇科疾病

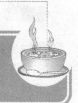

不孕症

不孕症分为原发性不孕症和继发性不孕症。凡夫妇婚后 2 年以上未采用避孕措施而未能受孕者，称为原发性不孕症。若曾有过妊娠，而后又未避孕，相隔 2 年未再受孕者，称为继发性不孕症。

中医学认为，妇人不孕多为肾气不足，或为七情六欲损伤脏腑，气血失调所致。临床可分为肾虚型、肝郁型、痰湿型、血瘀型。

(1) **肾虚型**：月经后期，量少色淡，面色晦黯，腰酸腿软，性欲淡漠。小便清长，大便不实，舌淡苔白，脉沉细或沉迟。

(2) **肝郁型**：经期先后不定，经来腹痛，行而不畅，量少色黯，有小血块。经前乳房胀痛，精神抑郁，烦躁易怒，舌质正常或黯红，苔薄白，脉弦。

(3) **痰湿型**：形体肥胖，经行延后，带下量多，质黏稠。面色苍白，头晕心悸，胸闷泛恶，苔白腻，脉滑。

(4) **血瘀型**：月经后期，量少，色紫黑，有血块。经血排出不畅，小腹疼痛，块下痛减，舌质紫黯有瘀点，脉沉细或涩。

韭菜炒羊肝

方 剂 韭菜 100 克，羊肝 150 克，葱、生姜、精盐各适量。

制用法 韭菜洗净，切段；羊肝切片，共放铁锅内，用旺火炒熟，加葱花、姜末、精盐调味，佐餐服食，每日 1 剂，月经前连服 7 日。

功 效 适用于肝郁型不孕症，证见月经先后不定期、经量时多时少、胸胁或乳房胀痛、时常叹息等。

东坡羊肉汤

方 剂 羊肉 250 克，土豆、胡萝卜各 50 克，花生油、酱油、葱、姜、蒜、花椒、八角茴香、料酒、白糖、精盐、味精各适量。

制用法 把羊肉切成小块，土豆、胡萝卜切成菱角块，炒锅放花生油，旺火烧至油见烟时，放入羊肉块，约炒 5 分钟，肉变成金黄色时捞出，再把土豆、胡萝卜块放入炒锅内，炸至金黄色时捞出；倒去余油，把炒锅放在微火上，倒入炒好的羊肉块，加入清水，放入酱油、葱、姜、蒜、花椒、八角茴香、料酒、白糖等调料，炖至肉烂，再放入炸过的土豆、胡萝卜块，加入精盐、味精一起炖 5 分钟，倒入汤盘即成，佐餐食用。

功 效 温肾助阳，用于不孕症属于肾阳虚者。

附子山药羊肉

方 剂 汤熟附子、山药、当归各 10 克，鲜羊肉 100 克，姜、葱、盐各适量。

制用法 鲜羊肉洗净，切小块，加入熟附子、山药、当归，一同煲汤，肉熟后加姜、葱、盐调味即可。于月经前服食，每日 1 剂，连服 5～7 日。

第四章 食疗大全，最常用的食疗秘方

功 效 适用于肾虚型不孕症，证见月经量少、经期延长、经色暗而质清、腰膝酸软、下腹冷坠、白带清稀。

种子仙方

方 剂 鱼鳔（鱼肚）500 克，黑芝麻 500 克。

制用法 将鱼鳔切碎，以麦麸炒成珠，去麸，黑芝麻另炒，与鱼鳔共为细末，将一半炼蜜为丸，一半米糊为丸。夫妇每早和匀各服 15 克，好酒送下。

功 效 补肝肾、养阴血。适用于肾阴虚不孕症：婚久不孕，月经前期量少或月经后期量少，色红无块，形体消瘦，腰酸，头晕目眩耳鸣，五心烦热，舌红脉细数。

名医提醒

男女双方均应查找原因，注意安排同房时间，一般在排卵前后性交或排卵时性交，受孕成功率最高。

❶不孕症多肝郁瘀阻，郁久易化热，故禁忌辛辣刺激、油腻、烧烤食品。

❷烟酒对精子有杀伤作用，故不孕症者不宜吸烟、饮酒。

❸胖人多痰湿，宜食健脾利湿、助消化的食品，如青菜、芹菜、瓜果、粗粮。

❹瘦人多阴虚内热，应多食甘润生津之品，如牛奶、鸡蛋、粥、稀饭、汤、鱼类、青菜、水果、银耳等。不宜食辛辣燥烈之品，如辣椒、龙眼、羊肉之类。

痛 经

痛经是指经期前后或行经期间，下腹部出现痉挛性疼痛。分为原发性痛经、继发性痛经两种。原发性痛经也称功能性痛经；继发性痛经是指生殖器官有明显病变，如子宫内膜异位症、盆腔炎、肿瘤等。

痛经的症状主要表现为妇女经期或行经前后，周期性发生下腹部胀痛、刺痛、隐痛、坠痛、痉挛性疼痛及撕裂性疼痛，疼痛延至骶腰背部，甚至涉及大腿及足部，并伴乳房胀痛、肛门坠胀、胸闷烦躁、悲伤易怒、心惊失眠、恶心呕吐、胃痛腹泻、倦怠乏力、面色苍白、四肢冰凉、冷汗淋漓、虚脱昏厥等。

应用指南

山楂葵子汤

方 剂 山楂、葵花子仁各 50 克，红糖 100 克。

制用法 山楂洗净，与葵花子仁共放入锅内，加水适量，用文火炖煮，将成时，加入红糖，再稍煮即成。行经前 2～3 日服用。

功 效 健脾益胃、补中益气。适用于气血两虚型痛经。

枸杞炖兔肉

方 剂 枸杞子 15 克，兔肉 250 克，调味品适量。

制用法 枸杞子、兔肉加适量水，文火炖熟，加盐调味，饮汤食肉，每日 1 次。

功 效 滋补肝肾、补气养血。适用于肝肾虚损型痛经。

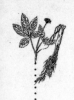

姜艾煮鸡蛋

方 剂 生姜 15 克，艾叶 10 克，鸡蛋 2 个。

制用法 艾叶切段，生姜拍碎，与鸡蛋一起放入锅中，加水 300 毫升同煮，鸡蛋熟后剥去壳，复入原汁中烧煮 5 分钟，趁热喝汤吃蛋，每日 1 次，连服 5 日，行经前 3 日开始服用。

功 效 温经、散寒、止痛。适用于寒湿凝滞型痛经，证见小腹冷痛，痛势较剧烈，畏寒喜暖，遇冷加重，得温痛减。

桃仁粥

方 剂 桃仁 10 克，粳米 100 克，红糖适量。

制用法 桃仁捣烂成泥，加水研细，过滤去渣取汁，加入粳米及清水，煮粥，粥成时调入红糖食用。每日 1 次，连服 5 日。

功 效 适用于血瘀型痛经，证见舌质紫黯、乳房胀痛，经前或经期小腹胀痛，行经量少，经血紫黯有块。

萝卜陈皮小肠汤

方 剂 萝卜子 50 克，萝卜 1 个，陈皮 15 克，猪小肠 1 段。

制用法 前 3 味装入猪小肠内，扎口，入砂锅内，加水适量，煮汤即可。

功 效 理气止痛。适用于气滞型痛经，证见肥胖妇女月经腹痛，经行不畅，乳房或胁肋胀痛，舌紫，脉弦滑。

干丝瓜汤

方 剂 老干丝瓜 1 根。

制用法 丝瓜洗净，放入锅内，加入清水 3 碗，文火煮至 1 碗，分早、晚服。

功 效 通经止痛。适用于气滞血瘀型痛经，证见小腹胀痛，痛引腰尾部，经血流通不畅，色泽黯黑，有血块，舌紫有瘀点，脉弦。

名医提醒

痛经是妇科常见病，也是妇科急症之一。宜食理气活血、化瘀止痛、温经暖宫、散寒除湿的食物。

❶补充富含维生素 E 类食品。维生素 E 有维持生殖器官正常功能，增强肌肉代谢的作用，维生素 E 含量高的食物有谷胚、麦胚、蛋黄、豆、坚果、叶菜、花生油、香油等。

❷除注意经期卫生外，还应避免剧烈运动和过度劳累；不要在过分寒冷、潮湿的地方或水中工作，禁止洗冷水澡，以免加重痛经。

闭 经

女子年逾 18 岁月经尚未来潮，或已行经而又中断达 3 个月以上者称为闭经，前者为原发性闭经，后者为继发性闭经。妊娠期、哺乳期、绝经后的无月经，初潮后半年或一年内有停经现象属生理现象，不属于闭经范畴。

中医学认为，本病主要由于素体肝肾不足或久病体虚，或大出血等，致冲任血少，血海空虚；或因肝气郁结，气滞血瘀，或脾运失健，痰湿内阻等，使脉道不通，经血不行。临床分为肝肾不足、气血虚弱、阴虚血燥、气滞血瘀、痰湿阻滞等证型，治疗相应采用补益肝肾、益气补血、滋阴润燥、理气活血、除湿化痰的方法，饮食应注意清淡和富于营养，忌油腻及辛辣香燥食物。

黄芪煮猪肝

方 剂 猪肝 500 克，黄芪 60 克，姜、花椒、精盐各适量。

制用法 黄芪（布包）水煎取汁，猪肝洗净，放入锅内，加水烧开，撇去血沫，再加入调料煮至肝熟，调入味精即成。去黄芪食猪肝喝汤。

功 效 益气养血通经。适用于气血虚弱型闭经，证见月经逐渐后延，量少，经少淡而质薄，继而停闭不行或伴头晕眼花，或心悸气短，神疲肢软或食欲不振，毛发不泽易脱落，赢瘦萎黄，脉沉缓或虚数，舌淡苔少或白薄。

归参鳝鱼羹

方 剂 当归 15 克，党参 15 克，鳝鱼 500 克，料酒、葱、生姜、蒜、味精、食盐、酱油适量。

制用法 将鳝鱼去骨内脏、头尾，切丝。当归、党参装入纱布袋内扎口，将鳝鱼放锅内，放入药袋，作料，加水适量。将锅置炉火上先用武火烧沸，打去浮沫，再用文火煎熬 1 小时，捞出药袋，调入味精即成。

功 效 补血益气通络。适用于气血虚弱之闭经。

桂圆莲子粥

方 剂 桂圆肉、莲子肉各 50 克，大枣 20 枚，糯米 100 克。

制用法 莲子肉、桂圆肉、红枣（去核）、糯米放入锅中，加水适量，文火煮粥食用。

功 效 养心宁神、健脾益气。适用于因脾虚血亏引起的闭经。

桃仁牛血汤

方　剂 桃仁 10 克，鲜牛血（已凝固）200 克，精盐适量。

制用法 牛血切块，与桃仁一起，加清水适量煲汤，食时加精盐调味。

功　效 破瘀、行血、通经。适用于气血瘀滞型闭经，证见月经数月不行，少腹疼痛拒按，舌紫黯有瘀点。

杞子兔肉汤

方　剂 枸杞子 30 克，兔肉 250 克。

制用法 将兔肉洗净，放砂锅内，与枸杞子共煮汤，调味后适量服用。每 2～3 日 1 剂，可服用一段时间。

功　效 此方为何对闭经有辅助治疗作用呢？原因是该方可调补肝肾，方中枸杞子具有补肾的功效，而兔肉可大补气血。因此，如果您出现闭经症状，无论是原发性的，还是继发性的，只要伴有腰酸膝软、头晕耳鸣的症状，就可用此方。

鸡血藤瘦肉粥

方　剂 鸡血藤（干品）10～15 克，猪瘦肉 150 克。

制用法 上 2 味共炖至肉烂，食肉服汤。每月 1 次，连服 5 日。

功　效 活血调经、通络止痛。适用于气血瘀滞型闭经。

二子红花茶

方　剂 枸杞子 30 克，女贞子 24 克，红花 10 克。

制用法 将上 3 味放入茶壶中，用沸水冲泡，代茶饮用。每日 1 剂。

功 效 补肾益肝、活血通经。肝肾阴亏型闭经。

名医提醒

闭经为妇科常见病，多见于形体肥胖、痰湿偏重者。病机为虚实两方面，虚者精血不足，血海空虚，无血可下；实者多由气滞血瘀、寒凝瘀阻、痰湿阻滞。宜食补益气血、健脾化痰、活血化瘀的食物。

❶闭经为寒凝瘀阻所致者，禁忌冷饮，尤其在经期不宜食寒性食品，如柿子、冷饮等。

❷闭经为禀赋不足所致者，平时宜食牛奶、核桃。

❸不能偏食，宜多食营养丰富的食品，如鱼、肉、蛋、蔬菜、水果等。

❹不宜食酸辣等刺激性食物。

❺血瘀闭经者宜食活血化瘀之品，如山楂、桃仁等。

❻闭经而肥胖者宜食薏苡仁、山药等。

❼不能暴饮暴食，必须节制饮食，以免伤及脾胃。

月经不调

月经不调是妇女常见病，是指月经周期、经期、经量、经色、经质异常。月经不调的范围很广，常见有月经先期、月经后期、月经先后期、月经先后无定期、经期延长，以及月经过多、月经过少等。月经周期提前 7 天以上，即少于 21 天，甚至十余日一行者，称为月经先期。月经延后 7 天以上，即超过 35 天，甚至四五十日一行者，称为月经后期。月经或者提前或者延后 7 天以上者，称为先后无定期。经期超过 7 天，甚至淋漓半月方净者，称为经期延长。经量过多，超过 80 毫升者，称为月经过多。经量少于 30 毫升或经期缩短不到两天者，称为月经过少。以上 6 种情况，统称为月经不调。气候、地域、环境的改变，生活习惯的变化，以及精神情绪的波动因素等，均足以影响月经的正常规律。对于偶而失常一两次，能够自行调整者，一般不作为疾病看待。

中医学认为，本病主要是由于郁怒忧思、过食辛辣寒凉食物、经期感受寒湿，或忽视卫生，以及多病、久病等内外因素，导致气血不调、脏腑功能失职、冲任两脉损伤。

月经不调的治疗重在调经治本，根据不同的病因采取不同的治疗方法，如补肾健脾，理气活血，使气血调和，阴阳相和。

应用指南

芹菜益母煮鸡蛋

方　剂 芹菜 250 克，益母草 50 克，鸡蛋 1 个，调料适量。

制用法 将芹菜、益母草洗净切碎，鸡蛋洗净，共置锅内，加水同煮，鸡蛋熟后去壳再入锅煮 10 分钟，调味。吃蛋喝汤。每日 1 剂。

功　效 平肝祛风、养血调经。适用于女性月经先后不定期。

月季花汤

方　剂 月季花 15 克，红糖 100 克，甜酒 2 匙。

制用法 将月季花加水煎汤，去渣，调入红糖、甜酒服用。每日 1 剂。

功　效 活血、养血、调经。适用于月经先后不定期。

豆豉羊肉汤

方　剂 豆豉 500 克，羊肉 100 克，生姜 15 克，食盐适量。

制用法 前 3 味共置砂锅中，煮至熟烂，加盐调味。每次月经前 1 周开始服，连服 1 周。

功　效 温经散寒、养血调经。适用于月经不调，血寒型，证见月经后期量少色暗，小腹冷痛坠胀，舌苔白。

第四章　食疗大全，最常用的食疗秘方

参枣当归牛肉汤

方 剂 牛肉 250 克，当归 20 克，党参 30 克，红枣 6 个。牛肉洗净，切块；当归、党参、红枣（去核）洗净。

制用法 共放入锅内，加清水适量，武火煮沸后，改文火煲 1～2 小时，调味食用。

功 效 补血调经、补气健脾。适用于气血虚弱型月经不调、证见月经不调、行经量少、小腹疼痛、或经闭不行、体倦乏力、食欲减少、头晕眼花、心悸失眠。

乌梅糖水

方 剂 乌梅肉 15 克，红糖适量。

制用法 乌梅肉洗净，加水 500 毫升，煎至 300 毫升，调入红糖，去渣温服，每日 2 次。

功 效 收敛生津止血。适用于月经过多。

黄酒煮鲤鱼

方 剂 鲤鱼 500 克，黄酒 250 毫升。

制用法 鲤鱼去内脏，洗净，用刀将鱼肉片下，放入锅内，倒入黄酒煮熟食用。

功 效 健中调经。适用于妇女月经多、淋漓不净。

很灵的食疗食补食养治病一本通

子宫脱垂

　　子宫脱垂是指子宫由正常位置沿阴道下降或脱出阴道口外，常发生于劳动妇女，以产后多见。患者自觉会阴部下坠感，阴道内有肿物脱出，并伴有腰痛、尿频、尿失禁等症状。脱出物常因摩擦而逐渐发干、变硬、增厚，或破溃而有脓性或血性液体渗出。本病多因身体素虚，分娩时用力太过，或产后没有适当休息，过早参加体力劳动，特别是重体力劳动所致。中医称之为"阴挺"、"阴脱"等。

　　中医学将子宫脱垂分为气虚型和肾虚型。

　　1. **气虚型：**子宫脱垂表现为阴道有肿物下坠到阴道口或脱出阴道口外，大者如鸡卵，自觉小腹下坠，倦怠乏力，心悸气短，尿频，白带量多，舌质淡，苔薄白，脉虚细。治宜补气升陷，宜食益气提升的食物。

　　2. **肾虚型：**子宫脱垂表现为子宫脱出，小腹下坠。腰背酸痛，腿软，月经不调，小便多，头晕耳鸣，眼眶发黑，舌质淡红，脉沉细。治宜补肾养血，温养益气，宜食补肾健脾、益气提升的食物。

鲜藕蜂蜜糯米粥

方 剂 鲜藕 500 克，糯米 150 克，蜂蜜 50 克，白糖 150 克，湿淀粉适量。

制用法 糯米浸泡 2 小时，晾干水分，灌入藕孔内，封口，上笼蒸 0.5 小时，取出放到清水中，去皮捣烂，加蜂蜜、白糖拌匀，再蒸 10 多分钟，取出用湿淀粉拌匀，再回锅烧熟，每日 1 剂。

功 效 适用于子宫脱垂。

升麻龟肉汤

方 剂 升麻 12 克，乌龟肉 100～150 克。

制用法 龟肉洗净，切块。升麻洗净后用纱布包好，一起放入瓦煲内，加水 800 毫升，加热煲至龟肉熟，去药包即可。食龟肉，喝汤。

功 效 补益气血、升举阳气。适用于子宫脱垂。

山药泥鳅汤

方 剂 泥鳅 500 克，山药 100 克，料酒、生姜、葱、精盐、味精、米醋各适量。

制用法 泥鳅去头及内脏，洗净，放锅中。加精盐、生姜、葱、料酒、米醋、水各适量。山药去皮，切成菱形块，备用。锅置大火上，加入泥鳅、水。烧沸后，用小火炖至五成熟时，加入山药，再炖至泥鳅熟烂即可，出锅前加味精少许。

功 效 补脾益肾、益气止泻。适用于子宫脱垂。

黑芝麻煮猪大肠

方　剂 黑芝麻60克，猪大肠30厘米，升麻10克，盐适量。

制用法 猪大肠用盐擦洗，去黏液污物，再用清水洗净，装入黑芝麻、升麻，缝住猪大肠口，入锅加水煮熟，除去升麻，加盐调味食用。

功　效 适用于气虚型子宫脱垂。

名医提醒

　　子宫脱垂多见于经产妇，与生育多、肾虚有密切关系，65岁以上妇女多见。主要病机为气虚下陷、肾气不固，在食疗方面应配以补气升提、补肾固脱的食物。对病久继则湿热者，在食疗方面应配以清利湿热的食物。积极治疗咳嗽、便秘等慢性病，大力做好计划生育工作，加强妇女卫生保健。

　　❶如为脾虚气弱所致，饮食要有节制，不宜暴饮暴食而损伤脾胃。

　　❷子宫脱垂严重者为气虚下陷，湿热下注所致，故禁忌辛辣刺激油腻及热性食品，如辣椒、大蒜、葱、姜、羊肉、烟酒等。

　　❸Ⅲ度子宫脱垂者脱出肿物易溃疡、感染，渗出脓性或血性分泌物，或排便困难，不宜食香燥煎烤的食物，如炒货、油煎食物等。

　　❹保持大便通畅，宜食用富含纤维素、具有润肠作用的食物，如生梨、香蕉、银耳、荠菜、芹菜等。

　　❺子宫脱垂久治不愈、长期出血而致体弱者，宜食牛奶、芝麻、莲子、大枣、核桃肉、百合等。

第四节

男科疾病

阳　痿

阳痿即勃起障碍，指男性在有性欲冲动和性交要求下，阴茎不能如愿勃起或者勃起后不能维持足够的硬度，以致不能插入阴道或插入阴道后立即疲软。阳痿可分为器质性阳痿和心理性阳痿。

导致阳痿的原因很多，如精神方面的因素，手淫成习、性交次数过多、心血管疾病，均可导致阳痿。此外，酗酒、长期过量辐射、服用安眠药、抗肿瘤药物、麻醉药品都可以导致阳痿。

应用指南

肉苁蓉羊肉粥

方　剂 肉苁蓉 10 克，羊肉、粳米各 200 克，精盐、姜末、葱花各适量。

制用法 肉苁蓉、羊肉切细，肉苁蓉加水，用砂锅煎煮，去渣取汁，入羊肉、粳米同煮。待粥将成，加精盐、姜末、葱花煮至粥稠。

功 效 温肾助阳。适用于阳痿，证见面色无华、头晕目眩、萎靡不振、腰膝酸软。

泥鳅虾汤

方 剂 泥鳅200克，虾50克，料酒、生姜、精盐、味精各适量。

制用法 泥鳅放清水中，滴几滴植物油，每天换清水，排去其肠内粪物。泥鳅和虾共煮汤，加料酒、姜片，煮至泥鳅熟，加盐和味精调味即可。

功 效 温补肾阳。适用于肾虚所致的阳痿。

东坡羊肉

方 剂 羊肉240克，土豆、胡萝卜各24克，酱油、料酒各60克，糖4.5克，大葱9克，生姜3克，大料0.5克，花椒0.75克，植物油120克。

制用法 把羊肉切成小块，土豆、胡萝卜刮去外皮，切成菱角形的块，把大炒勺放在旺火上，倒入植物油。烧到油见烟时，把羊肉块放入，灼炒5分钟，肉变成金黄色时即可捞出。倒去余油，把砂锅放在微火上，倒入炒好的羊肉块，加入清水，然后将酱油、葱、蒜、姜、花椒、大料、料酒、糖一并放入，一直煨到肉烂（约2小时），再放入炸过的土豆、胡萝卜块一起再煨5分钟，倒入汤盘内即成。

功 效 温肾壮阳。适用于肾阳亏虚，阳痿不举、腰膝酸软、头晕目弦、精神萎靡、面色苍白、舌淡苔白、脉多沉细。

核桃仁炒韭菜

方 剂 核桃仁250克，韭菜150克。

制用法 核桃仁先用香油炸黄，再入洗净切段的韭菜，调加食盐，菜熟起锅，每日 1 剂，佐餐食用。

功　效 补肾助阳。适用于肾阳衰弱之阳痿。

海参羹

方　剂 水发海参180克，猪腿肉片、笋片各30克，水发冬菇9克，熟火腿末3克，调料适量，白汤240克。

制用法 海参洗净，切成小丁；笋片、猪腿肉、冬菇切成指甲形薄片。水锅烧滚，投入海参。上下翻动，捞出沥干，砂锅置旺火上，加入猪油6克烧热，投入葱、姜爆炒至焦，放入白汤，用漏勺捞出姜、葱，加入肉片、海参、冬菇、笋、盐、味精、黄酒，烧滚，撒上湿淀粉，用手勺推抖均匀，着成薄芡，加入米醋、胡椒粉拌和，出锅装碗，洒上火腿末即可。

功　效 补肾益精。适用于精血亏损之阳痿，证见虚弱劳怯、性欲低下、精液清冷。

虾酒

方　剂 鲜活河虾60克，黄酒半杯。

制用法 将河虾洗净，以滚热黄酒烫死，吃虾、喝酒。每日 1 剂。

功　效 补肾壮阳。肾阳不足型阳痿。

锁阳黄柏

方　剂 锁阳45克，黄柏（酒炒）240克，龟甲（酒炙）120克，知母（酒炒）60克，熟地黄、陈皮、白芍各60克，干姜15克。

制用法 上药共为末，酒糊为丸或制成粥。

功　效 治疗阳痿。

名医提醒

心理性阳痿多与情志有关，各种恐惧、忧郁、思虑等心理情感可以加强大脑皮层传出的抑制冲动，因而抑制性兴奋，影响阴茎的正常勃起。因此，对情志的调摄尤其重要，如避免性生活时精神过度紧张、恐惧，不要因害怕性生活失败而焦虑不安，平时心情开朗，不过度思虑忧郁等。出现阳痿后，切忌背上思想包袱，否则会加重阳痿症状，应冷静地找出原因，通过各种心理、食物、药物治疗而逐步得到解决。

❶因阳痿者大多属肾阳虚弱型，故饮食可适当选用温肾壮阳的食品，如羊肉、虾、鹿肉、狗肉、胡桃肉、牛鞭、狗鞭、韭菜子、肉苁蓉、淫羊藿等。

❷肾阳虚者少食阴寒之品，如冰冻食品、生冷蔬菜。

❸阳痿者如伴有消化不良，宜进稀软易消化的食物，如各种药粥。

❹湿热下注者宜选用健脾清热的食物，如白扁豆、薏苡仁、山药、白术、鹅肉、牛肉、兔肉等。

不育症

不育症是指生育年龄的男性，夫妇婚后 2 年以上，性生活正常，未采取任何避孕措施，并排除女方不孕因素，而不能生育者。不育症的原因有精子生成障碍、精子输送障碍、精子与卵子接触障碍等。

应用指南

双肾猫耳汤

方 剂 鸡肾、鸭肾各 10 个，猪骨头浓汤 1 碗，火腿丝 1 撮，淀粉 1 汤匙，生姜末、葱白末、胡椒、食盐各适量。

制用法 鸡肾、鸭肾洗净，放入锅内，用沸水烫一下，随即捞出，轻轻除去外膜。面粉发湿，做成 30 个猫耳朵。猪骨头浓汤入锅烧沸，先下猫耳朵，再下鸡肾、鸭肾，煮熟之后下胡椒末、食盐、火腿丝，煮约 5 分钟，随即加入淀粉，浓缩原汁，盛入碗内，撒上生姜末、葱白末，调和即成。分次服用。

功效 补肾助阳。适用于肾阳虚衰型不育症。

芝麻白糖糊

方剂 芝麻 250 克，白糖适量。

制用法 将芝麻拣净，放铁锅内炒香，取出凉凉，捣碎，装入瓦罐内备用。食用时，每次 2 汤匙，放入碗中，再加白糖适量，用开水冲服。

功效 补阴，养肝肾，乌须发，长肌肉，填精髓。适用于肝肾阴虚的精液稀薄、头发早白等症。

山药汤

方剂 圆山药、白糖各 150 克，糯米粉 250 克，胡椒面适量。

制用法 山药蒸熟，去皮，放入大碗中加白糖、胡椒面，拌匀成馅泥，糯米粉和匀，与山药馅包成汤圆，煮熟即可。常食。

功效 滋阴补肾。适用于男子肾虚精亏型不育症，证见腰膝酸软乏力。

清炖龟肉

方剂 乌龟（250 克以上）1 只。

制用法 乌龟活杀，去壳、内脏，洗净，切成小块，置锅中，加清水 100 克，加黄酒、葱、姜、食盐，隔水清炖 50 分钟，分次食用。

功 效 益肾滋阴、填精。主治男性不育症、属肾阴亏虚型、精液量少而稀、腰膝酸软、失眠健忘、五心烦热、盗汗口干者。

鲫鱼赤豆汤

方 剂 鲫鱼1条，赤小豆20克。

制用法 鲫鱼活杀，去鳞鳃、内脏，洗净，置锅中，加清水适量，加黄酒、姜、葱、猪油、食盐、赤小豆，武火煮开，去浮沫，改用文火煮20分钟，分次食用。

功 效 清利湿热。适用于湿热下注型不育症，证见精液稠黄、尿短赤灼热、茎中热痛、两腿沉重、身倦乏力。

三鲜银耳汤

方 剂 水发银耳50克，水发海参、大虾各15克，油菜、冬笋、火腿、花椒水、料酒、鸡精、清汤、食盐各适量。

制用法 海参、大虾切片，开水焯透捞出。油菜、冬笋切成小片，连同银耳用开水略焯捞出。锅内加清汤适量，上述各味共入锅，烧开后放食盐、鸡精即可。

功 效 滋阴养胃、补肾益精。适用于肾阴不足型不育症。

当归桃仁粥

方 剂 当归、白术各12克，桃仁9克，粳米50克。

制用法 先将当归、桃仁、白术置入砂锅内，加水适量，煮沸后再煎30分钟，去渣入粳米，共煮为粥食用。每日1剂，连服7～10日。

功 效 活血化瘀、温经通络。适用于血瘀之不育症。

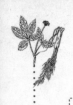

　　婚后无子，男女双方应进行必要的检查，以排除女方不孕因素。除生殖器畸形、性功能障碍外，不育症多由精子数量减少或精子活力较低造成。食疗宜补肾生精、调和气血，如鹿肉、鹿茸、鹿尾巴等有助于壮阳填精。另外，锌与精子的生长有关，可多食含锌丰富的食品。

❶以补肾生精的食物为主，如鹿肉、羊肉、狗肉、牛鞭子、枸杞子、龟板、虾、鸡蛋、核桃、银耳、红枣，以及鸡、羊、猪等动物的睾丸。

❷多食含锌丰富的食物，如动物肝脏、猪瘦肉、乳类、豆类、谷类、鱼、淡菜、胡桃等。

❸忌烟酒等辛辣刺激之物。

早　泄

　　一般认为，早泄是指男子在阴茎勃起之后，未进入阴道之前或插入阴道尚未抽动时便已射精的现象。

　　80%以上的早泄由精神因素引起，如过度兴奋、郁闷、紧张等。20%的早泄与器质性疾病密切相关，如尿道炎、附睾炎、外生殖器先天畸形、血管硬化、阴茎炎、脊髓肿瘤、慢性前列腺炎等，都可反射性地影响脊髓中枢，引起早泄。

　　中医学认为，早泄大多数为虚症。阴虚火亢型表现为阴茎易勃起、手足心烦热、交媾迫切、腰膝酸软、夜寐易醒等；肾气不固型表现为夜尿多、小便清长、体弱畏寒、阴茎勃起不坚等。对于虚症自然宜进食补虚的食物，如韭菜、鹿茸等。

韭菜炒鲜虾

方 剂 鲜虾250克，韭菜100克，醋适量，植物油、黄酒、酱油、生姜丝各适量。

制用法 虾洗净取虾仁，韭菜洗净切段；先用热油锅煸炒虾仁，然后下调味品，稍烹即可。每日1剂，经常食用。

功 效 适用于早泄。

莲肉芡实汤

方 剂 莲子肉、山药、扁豆、芡实各20克。

制用法 莲子肉、扁豆、芡实分别洗净，山药洗净切片，同放锅中，加清水700毫升，急火煮开5分钟，改用文火煮30分钟，分次食用。

功 效 补心益脾。适用于心脾两虚型早泄，证见心悸、失眠、多梦、面色无华。

苦瓜牛肉汤

方 剂 苦瓜300克，牛肉250克，生姜末5克，花生油、精盐、味精、葱花各适量。

制用法 苦瓜剖开，去籽，洗净切块，放盐略渍片刻；锅中放花生油滑锅后，放入姜末略炒，下苦瓜翻炒，加清水适量煮沸；牛肉切片，待苦瓜煮软后，下牛肉片，煮熟后加精盐、味精调味，撒上葱花即成。

功 效 清肝泻热。适用于湿热型早泄，证见口苦胁痛、小便黄赤。

很灵的食疗食补食养治病一本通

韭菜贻贝瘦肉汤

方 剂 韭菜 60 克，贻贝 30 克，猪瘦肉 250 克，红枣 4 枚，盐、味精适量。

制用法 贻贝用温开水浸发洗净；猪肉洗净切片；韭菜去黄叶，洗净切段；红枣去核洗净。先把猪瘦肉、贻贝、红枣放入锅内，加清水适量，用大火煮沸后再用小火煲约 2 小时，再加入韭菜煮 10 ～ 15 分钟，调味食用。

功 效 补益肝肾、血益精、补虚润燥。适用于肾虚的早泄、阳痿、多尿。

肥羊肉汤

方 剂 肥羊肉 200 克。

制用法 肥羊肉洗净，切小块，开水浸泡 1 小时，去浮沫，置锅中，加清水 500 毫升，加黄酒、葱、姜、食盐、味精等，急火煮开 3 分钟，改文火煮 30 分钟，分次食用。

功 效 补中益气。适用于心脾两虚型早泄。

薏仁绿豆汤

方 剂 薏苡仁、绿豆、赤豆各 30 克。

制用法 上三味分别洗净，置锅中，加清水 500 毫升，武火煮开 5 分钟，改用文火煮 30 分钟，分次食用。

功 效 清利湿热。适用于肝经湿热型早泄，证见口苦胁痛、烦闷不舒、饮食纳呆、小便黄赤、阴囊湿痒。

名医提醒

早泄属于性功能障碍，调整心理压力，有利于预防和治疗。

❶调整情绪，克服紧张、自卑和恐惧心理，性生活时尽量放松。

❷勿纵欲，勿疲劳后行房，勿强行进行性生活。

❸男方患有早泄，女方切勿埋怨责怪，关心体贴男子，避免加重男方的心理压力。

❹由肾虚、心脾亏损引起者，宜食补肾温阳、健脾补益气血的食品，如山药、白扁豆、莲子、荔枝、猪瘦肉、鹌鹑、胡桃肉、羊肉、鹿肉等。

❺脾经湿热者饮食宜清淡利湿，如薏苡仁、荷叶、黄瓜、赤豆、绿豆等。

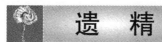

遗 精

遗精是指男性在没有性交的情况下，精液自行泄出的现象。可分为生理性遗精和病理性遗精。

生理性遗精是指未婚青年或婚后分居，无性交的射精，阴茎勃起功能正常，可以无梦而遗，也可有梦而遗。一般2周或更长时间遗精1次，不会引起身体任何不适。

病理性遗精比较复杂，诸多病因均可引起，如劳心过度、饮食不节、积湿生热、湿热下注均是重要原因。患者常伴有精神萎靡、头晕耳鸣、失眠多梦、神疲乏力、腰膝酸软、记忆力减退、小便短赤、舌质红等。中医学认为，病理性遗精多由肾气不固、肾精不足所致。

桃仁炒腰花

方　剂核桃仁 20 克，猪腰 1 对，料酒、姜片、葱段、盐各适量。

制用法核桃仁洗净，猪腰剖开，去筋膜，洗净，切片，开水浸泡约 2 小时，去浮沫。锅中放油烧热，放入核桃仁、猪腰，加料酒、姜片、葱段、盐，煸炒片刻即可。

功　效补肾、益气、涩精。适用于遗精，证见肾气虚损、精关不固、遗精频作、耳鸣腰酸。

藕汁饮

方　剂鲜藕节 150 克，芡实 12 克，麦冬 15 克，生地黄 20 克，金樱子 15 克，山萸肉 20 克。

制用法藕节捣烂取汁，与后五味同水煎，取汁，每天 1 剂。

功　效安神固精。适用于遗精。

瘦肉蚕蛹韭菜汤

方　剂猪瘦肉 120 克，蚕蛹 60 克，韭菜 250 克，鸡蛋 1 只，盐、味精各适量。

制用法蚕蛹洗净，下油锅略炒，猪瘦肉洗净，切块；韭菜洗净，切段。先将蚕蛹、猪肉放入锅内，加清水适量，武火煮沸后，用文火煲 1 小时，下韭菜、鸡蛋，稍煮即成。

功　效温肾助阳、益精缩尿、补虚健脾。适用于遗精，证见小便频多、清长而淡、夜尿频频、甚至遗尿、腰膝酸软、神疲乏力。

银耳百合粥

方 剂 银耳、百合各30克，粳米50克。

制用法 银耳、百合洗净，同置锅中，加清水500毫升，加粳米，武火煮开3分钟，改用文火煮30分钟成粥，趁热食用。

功 效 滋阴益肾。适用于阴虚火旺型遗精。

名医提醒

偶尔遗精属于生理现象，不必惊恐。经常遗精会造成肾精亏空，固精功能失控。

❶消除杂念。对于青少年来说，要树立正确的人生观，少看色情书刊、录相，多参加有益于健康的文体活动，戒除手淫，集中精力用于学习和工作，以分散在性问题上的注意力。

❷提肛运动防遗精。运动能减弱睡眠时大脑皮层的兴奋性，增加人体对低级神经中枢的控制，避免遗精。提肛运动能够锻炼盆底组织，增强生殖器官功能，缓解遗精。

❸不要趴着睡。不少男性朋友喜欢趴着睡，这种睡眠方式不仅易压迫内脏、使呼吸不畅，而且极易刺激阴茎，造成频繁遗精。另外，趴着睡会使阴囊温度升高，不易及时散热，影响精子的生长。

❹注意生活起居。有遗精倾向的人，晚餐不宜过饱。睡前可用温水洗脚，采用侧卧的睡姿，被褥不宜过厚，衬裤不宜过紧。平时要少吃辛辣刺激食品，戒除烟、酒，改正不良生活习惯。

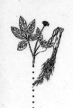

第五节

儿科疾病

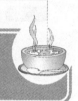

小儿腹泻

　　小儿腹泻是不同原因引起的，以腹泻、呕吐为主要表现的综合征。大便次数增多，粪质稀薄或如水样，或夹有不消化食物。小儿腹泻分为感染性腹泻和非感染性腹泻，前者包括肠炎、痢疾、霍乱；后者也称消化不良、单纯性腹泻。

　　腹泻是3岁以内小儿的常见临床症状，多发于夏秋季。临床上一般按病情的轻重分为轻型和重型。轻型腹泻多数由饮食不当或肠道感染引起，病儿精神较好，临床症状较轻，无明显脱水及电解质紊乱；重型腹泻多为致病性大肠杆菌或病毒感染引起，病儿腹泻、呕吐较严重，可出现明显脱水及电解质紊乱。

　　中医学认为，小儿脾胃薄弱，抵抗力低下，常因外感风、寒、暑、湿邪气，内伤饮食或饮食不洁，导致脾胃运化功能失调发生泄泻。

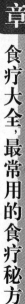

茯苓大枣粥

方 剂 茯苓粉30克，大枣5枚，粳米60克，白糖适量。

制用法 大枣、粳米洗净，共置锅内，加水煮粥，将熟时放入茯苓粉，再煮数沸，调入白糖即成。每日1剂，分2次服用。

功 效 补益脾胃、利湿止泻。适用于脾虚型小儿腹泻。

粳米白糖茶

方 剂 粳米30克，白糖20克，精盐0.5克。

制用法 粳米炒黄，加水300毫升，煎取200毫升（煮沸后，滤去米粒不用，只用米汤），在米汤中加入白糖、精盐即成，每次口服100毫升，每日2次。

功 效 厚肠止泻。适用于小儿腹泻。

山楂神曲粥

方 剂 山楂30克，神曲15克，粳米100克，红糖6克。

制用法 山楂洗净，神曲捣碎，一起放入砂锅，加水煮半小时，去渣取汁备用；粳米洗净；放入砂锅，加少量水煮沸，加入药汁文火煮粥，粥熟加入红糖即可。

功 效 健脾胃、消食积。适用于消化不良型小儿腹泻。

山药莲肉糊

方 剂 山药、莲肉、白糖各100克，麦芽、茯苓各50克，大米500克。

第四章 食疗大全，最常用的食疗秘方

制用法 将前五味一起磨成细粉，取细粉 100 克，加水适量，煮成糊状，加白糖调味食用。

功 效 健脾祛湿、和胃止泻。适用于小儿腹泻。

槟榔粥

方 剂 槟榔 3～5 克，粳米 50～100 克。

制用法 槟榔切片，用砂锅煎汁，加水适量，与粳米共煮成粥。每日 2 次，不宜久食。

功 效 适用于消化不良型小儿腹泻。

名医提醒

　　小儿脾胃薄弱，感受外邪，内伤饮食，脾胃虚弱，可导致脾胃运化功能失调而发生腹泻。食疗时既要用消导、清热、化湿、散寒食物，又要用调理脾胃的食物。由于婴儿腹泻常出现脱水，对轻度脱水，用养阴、收敛中药，水煎代茶饮，可纠正脱水。

　　❶婴儿腹泻时胃肠功能失调，宜食易消化的食物，如米汤、脱脂牛奶、稀粥、面条、藕粉等。

　　❷忌食油腻生冷及粗纤维食品（如芹菜、韭菜等）、豆类、花生等，煎炸食物不易消化，应忌食。

　　❸控制饮食，减轻胃肠道负担。轻度腹泻，呕吐频繁者可先禁食数小时，然后喂米汤或喂母乳，逐渐恢复正常喂养。重度腹泻，吐泻严重者禁食 6～12 小时，待脱水基本纠正，吐泻好转时逐渐恢复饮食。

　　❹腹泻较重时，应补充糖盐开水，防止脱水及水电解质失衡。

小儿佝偻病

小儿佝偻病是由不同病因造成体内钙、磷代谢失常，致使骨骼发生一系列病变。它会引起神经、肌肉、造血、免疫等组织器官出现一些相关的临床症状。

主要临床表现为夜惊、多汗、烦躁不安等，严重时伴有鸡胸、肋骨外翻、"X"形腿或"O"形腿等骨骼畸形。

小儿佝偻病与先天不足及后天调养有关。如因脾肾亏虚，导致气血生化不足、五脏失养，进而发生佝偻病；维生素 D 缺乏，使肠道对钙、磷的吸收下降，以致骨样组织的钙化过程受阻、成骨细胞代偿增生，并在局部形成骨样组织堆积、碱性磷酸酶分泌增加等一系列骨骼症状和血生化改变。

日光照射不足也可导致佝偻病。这是因为皮肤在紫外线的照射下，可促进维生素 D 的合成，加强钙的吸收和利用，有利于骨骼生长。

应用指南

猪骨煲西红柿

方 剂 猪骨头 250 克，番茄 200 克，鸡蛋 1 个。

制用法 猪头骨洗净，砸碎，置锅内，加适量水，煮 1 小时后取汁，加入切好的番茄煮熟，打入鸡蛋，油盐调味食用。早、晚佐餐食用。

功 效 适用于小儿佝偻病。

豆腐虾皮粥

方 剂 豆腐 100 克，虾皮 30 克，大米 60 克。

制用法 豆腐洗净，切成小块；虾皮去杂，洗净；大米淘洗干净，备用。

锅内加水适量，放入大米煮粥，至五成熟时加入豆腐块、虾皮，再煮至粥熟即成。每日1次，连服10～15日。

功 效 适用于小儿佝偻病。

香菇蒸猪排

方 剂 香菇20克，猪排骨250克，红枣5枚，枸杞10克，姜丝、精盐、味精、香油各适量。

制用法 香菇切片，猪排骨切块，红枣去核，与枸杞同放于大瓷碗中，加入姜丝、精盐，上锅隔水蒸至酥烂，下味精，淋香油。分1～2次趁热服。

功 效 适用于小儿佝偻病。

羊骨杜仲山楂汤

方 剂 羊骨30～50克，杜仲3克，山楂5克。

制用法 水煎服。每日1剂，2次分服，连服10～15日。

功 效 补肝肾、壮筋骨。适用于小儿佝偻病。

黄花冬瓜汤

方 剂 黄花菜300克，冬瓜100克，猪肝50克，五味子少许，猪腿骨500克，精盐、味精各适量。

制用法 猪腿骨洗净，砸碎；猪肝洗净，切成片；五味子洗净；冬瓜洗净后切成片；黄花菜泡软，洗净。锅置火上，放入猪骨、黄花菜、五味子，加水适量，用武火烧沸，改用文火煨1小时，取汁去骨，放入猪肝片、冬瓜片，煮至肝熟，再加入精盐、味精即成。

功 效 适用于小儿佝偻病。

名医提醒

准妈妈多吃含钙的食物。为了预防小儿佝偻病，孕妇要多食含钙丰富的食物，如花菜、豆芽、甘蓝、虾皮、蟹爪、猪骨等。小儿出生后多到户外活动、多晒太阳，只要是暖和的天气，都可将小孩抱到户外沐浴阳光。冬天中午前后阳光充足，户外活动时应让幼儿露出手、脸；夏天则应在阴凉处，避免暴晒。不要让孩子隔着玻璃晒太阳，因为玻璃会阻挡阳光中的紫外线。

小儿百日咳

百日咳是由百日咳杆菌引起的急性呼吸道传染病，主要经飞沫传播。一年四季都可发生，以冬末春初多见，以1～5岁多见，年龄愈小病情愈重。临床表现为阵发性咳嗽，咳后有特殊的吸气性吼声，即鸡鸣样回声，最后吐痰沫而止，病程可迁延3个月左右，故称"百日咳"。

中医学称为"疫咳"、"顿咳"、"鹭鸶咳"等。根据临床表现不同，分为初咳期、痉咳期和恢复期。

应用指南

冬瓜子仁方

方　剂 冬瓜子仁、红糖各适量。

制用法 冬瓜子仁捣烂，研为细末，每次取15克，酌加红糖，用开水冲服。每日2次。

功　效 润肺、化痰、消痈、利水。适用于小儿百日咳恢复期。

饴糖萝卜汁

方　剂　白萝卜汁30毫升，饴糖20毫升。

制用法　白萝卜汁与饴糖调和，加沸水少许，搅匀，分次服。

功　效　止咳散邪，消痰利气。适用于小儿百日咳初期。

川贝雪梨炖猪肺

方　剂　川贝母8克，雪梨1个，猪肺20克，冰糖少许。

制用法　川贝母洗净，雪梨去皮，切成小块，猪肺洗净，挤去泡沫，切成块；以上各味一起放入砂锅，加冰糖、水适量，煮沸后改用文火炖3小时，饮汤吃梨、猪肺。

功　效　养阴润肺止咳。适用于小儿百日咳恢复期，证见干咳无力、手足心热、夜寐不安、盗汗、面红唇干。

冰糖鸭蛋羹

方　剂　冰糖30克，鸭蛋2枚。

制用法　冰糖加开水溶化，打入鸭蛋调匀，蒸熟食用。

功　效　清热、润肺、止咳。适用于小儿百日咳恢复期。

白菜根汤

方　剂　大白菜根3个，冰糖50克。

制用法　将大白菜根洗净加冰糖，水煎后饮服。每日3次，连服4～6日。

功　效　适用于百日咳初咳期。

名医提醒

百日咳患儿应当隔离，在百日咳流行期间应避免带孩子去人群密集的地方，注意房间通风，保持一定的湿度，注意保暖。患了百日咳，应及时去医院就医。在此基础上，采用合理的饮食疗法，有助于减轻症状、缩短病程。

❶因发热，痉咳，体质虚弱，消化差者，应给予易消化和营养丰富的食物，如米粥、面条、炖蛋、瘦肉糜等。

❷多食蔬菜，如刀豆、扁豆、豆芽菜、青菜、萝卜、丝瓜等，以增加维生素，并促进胃肠蠕动，尽快排泄体内代谢产物。

❸发病期间，宜多饮服清热润肺的饮料，如萝卜汁、梨汁、藕汁、蜂蜜等。

❹忌食海鲜类发物及辛辣刺激的食物。

小儿厌食症

厌食症是指较长期的食欲减退或消失的疾病。

当局部或全身疾病影响消化系统功能，使胃肠平滑肌张力下降，消化液分泌减少，酶活性减低，或者中枢神经系统受人体内外环境各种刺激的影响，对消化功能的调节失去平衡等，均可以造成厌食。

本病可以由体内某些微量元素缺乏引起，比如缺锌、缺氯、胃液内盐酸含量减低等。也可以由各种躯体疾病引起，比如消化性溃疡、急慢性肝炎、慢性肠炎、各种原因的腹泻、长期便秘等。结核病及其他慢性感染，维生素 A、维生素 D 中毒也可导致厌食症。

此外，由于人们对独生子女过分溺爱，一些不良的饮食习惯也成为发病的重要原因，如常喝高蛋白、高糖的浓缩饮料，饭前吃糖果等零食。有的家长对小儿进食过分注意，或反复诱导进食，或威胁强迫喂食，或为了减肥限制进食等，这些错误做法都可影响小儿对进食的兴趣，造成神经性厌食。

应用指南

萝卜饼

方 剂 白萝卜350克，猪瘦肉150克，山药粉、麦粉、葱、姜、精盐各适量。

制用法 白萝卜洗净切丝，炒至五成熟，与猪肉同剁细，加葱、姜、精盐等拌匀，山药粉、麦粉加清水适量，做成面团，擀成皮，以萝卜馅为心，做成夹心小饼，置油锅中烙熟服食，每日2次，空腹服食。

功 效 健脾消食、和胃化痰。适用于小儿厌食症。

橘皮鲫鱼汤

方 剂 鲫鱼1条（约250克），生姜30克，橘皮10克，胡椒1克，精盐、葱各适量。

制用法 鲫鱼宰杀，去内脏，洗净，生姜洗净，切片，与各味药用纱布包好，放入鲫鱼腹内，加水适量，小火炖熟，加精盐、葱少许调味，空腹喝汤吃鱼肉。分2次服，每日1剂，连服数日。

功 效 适用于脾胃虚弱型小儿厌食症。

鸡内金粥

方 剂 鸡内金6克，干橘皮10克，砂仁1.5克，粳米30克，白糖少许。

制用法 先将鸡内金、干橘皮、砂仁共研成细末，待用。粳米淘净，放入锅内，入上前3味药末，加水搅匀，置武火上煮沸，再用文火熬熟，入白糖

很灵的食疗食补食养治病一本通

即成。每日 2～3 次，空腹食用。

功 效 消积健脾。适用于小儿厌食症，证见不思饮食、肚腹胀大、面黄肌瘦、大便黏滞等。

小儿消食粥

方 剂 山楂片 10 克，高粱米 50 克，奶粉、白糖各适量。

制用法 山楂片、高粱米一起置于铁锅，文火炒焦，取出，碾成粗粉，置于砂锅，加水适量，煮粥。不满 1 岁，每次 10 克，每日 3 次；2～3 岁，每次 20 克；4～5 岁，每次 30～40 克。调味可加适量奶粉、白糖。

功 效 健脾消食。适用于小儿厌食症。

炖苹果泥

方 剂 苹果 1 个。

制用法 苹果洗净，去皮，切成薄片，放碗内加盖，置锅中隔水炖熟，用汤匙捣成泥状，服食。

功 效 适用于小儿厌食症。

猪肚大米粥

方 剂 猪肚 250 克，大米 100 克，盐少许。

制用法 先用盐将猪肚搓洗干净，切小丁，与大米煮成烂粥，加盐调味，分次食用。

功 效 健脾养胃。适用于小儿厌食症。

名医提醒

❶不要过分迁就孩子。

有的家长对孩子过分宠爱，一味迁就他们吃零食或只吃某种菜肴的习惯，久而久之便使孩子产生了厌食心理。其实，在这种情况下，家长无须满地追着孩子喂饭，也不用打骂，只须将饭菜端走，并减少孩子的零食就行。

❷小儿厌食症患儿可吃山楂糕或单味鸡内金，也可口服中药调脾合剂、健脾丸等。

小儿麻疹

麻疹是儿童常见急性呼吸道传染病，常伴有剧痒、发烧、腹痛、腹泻等。

对于免疫力差的儿童来说，感染麻疹病毒后，约在 10 天左右开始发病，先有高热、畏光、眼睛充血、流泪、咳嗽、打喷嚏等类似感冒的症状。发烧 3 天后，口腔内侧黏膜上可看到"麻疹黏膜斑"，这是麻疹最早的特征之一。当黏膜斑出现后的第二天，全身便会出现细小的淡红色斑丘疹，并伴有逐渐增多的趋势。出疹的顺序是先在耳后发际，渐渐蔓延到前额、面部、颈部、躯干、四肢，最后到手掌、脚底。若不及时就诊，很有可能引起肺炎。

应用指南

甘蔗荸荠饮

方　剂 红皮甘蔗（连皮去节）、荸荠各适量。

制用法 煎汤，代茶饮。

功　效 清热止咳。适用于小儿麻疹，证见咳嗽，四肢、颈、腹、背出疹。

荸荠豆浆饮

方　剂　荸荠5个，豆浆250克，白糖适量。

制用法　荸荠洗净，去皮，捣烂取汁，与豆浆共置锅内，煮沸后调入白糖即成。每日1剂，连服4～5日。

功　效　清热益气、润燥化痰。适用于小儿麻疹恢复期。

鸽蛋粥

方　剂　粳米100克，鸽蛋4个。

制用法　粳米洗净，放入砂锅，加水煮粥；待粥稠熟时打入鸽蛋，调匀，稍煮即成。

功　效　适用于小儿麻疹。

香菜汤

方　剂　香菜适量。

制用法　香菜洗净，切段，加水煎汤，趁热置患儿鼻旁熏，同时蘸汤热拭颜面及颈项，可促使麻疹透发。每日1～2次。

功　效　祛风通窍。适用于小儿麻疹初期，透发不畅或透而复没。

樱桃葱白汤

方　剂　樱桃核30个，连根葱白1根，白糖适量。

制用法　将樱桃核捣烂，与洗净的葱白同入锅加水煎，加白糖调味。每日2次，连服3～4日。

功效 适用于小儿麻疹初热期。

甜菜粥

方剂 新鲜甜菜 200 克，粳米 100 克。

制用法 将新鲜甜菜洗净，切碎或捣汁，与洗净的粳米一起放入砂锅，加水煮成粥，可加调料，分 2 次温服。

功效 清热透疹、健脾益胃。适用于小儿麻疹，透发不畅。

名医提醒

小儿麻疹可以涂炉甘石洗剂，以防患儿搔抓皮肤。

父母应从孩子的个人卫生、空气等方面入手进行有效预防，注意以下几点：

❶少进公共场所。在孩子抵抗力较弱的年龄段，家长应少带孩子进入人口拥挤、空气流通较差的公共场所，如医院、电影院、车站、商场、超市等，以减少孩子感染麻疹的机会。

❷多晒太阳。无论衣物、被褥，还是孩子都要常晒太阳，平时要多开窗户，保持室内空气流通；养成良好的卫生习惯，增强抵抗力。

❸隔离措施。对处于传染期的麻疹患儿应给予隔离治疗，若无条件住院，可由当地医生上门诊断。

❹预防接种。预防接种也就是人们常说的"打防疫针"。由于婴幼儿对传染病的抵抗力很弱，为了避免孩子的健康受到威胁，可以给孩子接种麻疹疫苗，增强孩子的抗疾病能力，减少传染病的发生。

❺麻疹患儿应少吃春笋，因为春笋容易诱发皮炎、荨麻疹。

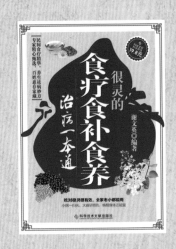

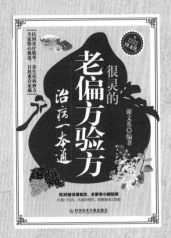

策划编辑：林倪端
责任编辑：张　微
责任校对：张吲哚
责任出版：张志平
封面设计：胡椒设计

很灵的
食疗食补食养
治病一本通

俗话说，药补不如食补，日常食物是家庭最好的营养师、保健师，如何吃好，吃出健康，也是当下百姓们最为关心的问题。本书详细地介绍了食疗、食补、食养的饮食原则以及各类食物的功效、用法。除此之外，本书还针对日常生活中的高发病、常见病提供了切实有效的食疗、食补、食养方案，在本书中，无论是四季食补，还是男女食补，无论是老人儿童还是上班族，还是湿热体质或气郁体质，您都能找到适合自己进补的方案。

上架建议：养生保健

ISBN 978-7-5023-9015-0

科学技术文献出版社
首批养生保健类出版资质单位
www.stdp.com.cn

9 787502 390150 >

定价：19.80元